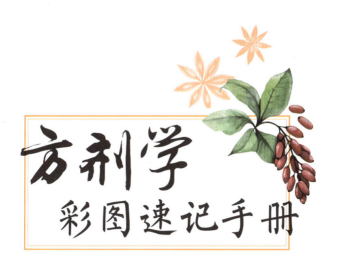

方剂学
彩图速记手册

主 审 吴银根 方 泓
主 编 孙 鼎
编 者 封 舟 唐斌擎 喻 晓 李少滨
　　　 唐 凌 邹 璐 程 雪 成颜琦

復旦大學 出版社

图书在版编目(CIP)数据

方剂学彩图速记手册/孙鼎主编. —上海:复旦大学出版社,2016.9(2021.8 重印)
ISBN 978-7-309-12398-2

Ⅰ. 方… Ⅱ. 孙… Ⅲ. 方剂学-手册 Ⅳ. R289-62

中国版本图书馆 CIP 数据核字(2016)第 147403 号

方剂学彩图速记手册
孙　鼎　主编
责任编辑/肖　芬

复旦大学出版社有限公司出版发行
上海市国权路 579 号　邮编:200433
网址:fupnet@fudanpress.com　http://www.fudanpress.com
门市零售:86-21-65102580　　团体订购:86-21-65104505
出版部电话:86-21-65642845
上海崇明裕安印刷厂

开本 787×1092　1/32　印张 4　字数 102 千
2021 年 8 月第 1 版第 3 次印刷
印数 5 201—6 300

ISBN 978-7-309-12398-2/R·1561
定价:29.00 元

如有印装质量问题,请向复旦大学出版社有限公司出版部调换。
版权所有　　侵权必究

序

方剂学是一门综合联系中医基础与临床各科的重要课程，内容丰富。虽然学习者可以通过背诵歌诀来帮助记忆方剂的组成和基本功效，但关于方剂中每味药物的"个性之专长"及药味之间的"合群之妙用"，容易一知半解，不甚了了。因此，如果学生只掌握方剂歌诀，那么即使能够通过考试，也只是能应付而已；而今后成为了医生，要在临床上化裁运用，就会显得非常不足了。

本书作者在我校学习方剂学时就曾提出过疑问：是否有除方剂歌诀以外更有效记忆方剂的方式。作为师长，我总是鼓励他们自己寻找答案。进入临床以后，他们幸得吴银根教授等名师指点，重新思考后有了本书。全书由一张张特色鲜明的方解图片组成：首先，将每味中药与症状对应，并用红、黄、蓝、绿等颜色区分主、次、兼、其他等不同的"药-症"关系，使得每味药物的"个性之专长"一目了然；其次，用各种线型诠释药物之间的联系：或是相须为用，或是合于五行生克，或是共同构成另一首方剂，让其中的"合群之妙用"一清二楚；最后值得一提的是，他们还根据这些图片进一步完善了方剂歌诀，让歌诀中与图中药名出现顺序基本一致，使得歌诀与方剂图能够互相参照，方便记忆与背诵。

需要指出：方剂学教材中的内容远比本书图片中总结的要多；而关于每首方剂中药物与症状的关系、药物之间的配伍关系等，各家各派也有不同的理解。

最后，衷心希望本书能成为一本经典的小工具书，被中医学生及喜欢中医的朋友们放在手边常常翻阅！

上海中医药大学　　胡鸿毅

2016年8月

前 言

"一定要学好方剂学!"——这是师长们的嘱托,也是学子们的心愿。尽管在母校(上海中医药大学)学习期间已受过严格的训练,但在进入临床实习以后,我和同学们总感觉应用方剂时缺了些底气。幸运的是,通过在全国名老中医吴银根工作室中跟师学习,我得以在临证之余聆听吴老师如数家珍般地讲解方剂的应用要点,并在整理医案之际学习老师对仲景方和温病方的融会贯通之道,渐渐就方剂的应用有了些心得。

一次,我把关于几张方剂的心得用"概念图"的形式总结了出来。朋友们在探讨每张图的得失之时,都鼓励我用这种方法完整地整理方剂学的内容。于是就有了这本小册子,其中选方214首,有以下四大特色。

1. 紧扣执医

本书专门针对近年中医执业医师《医师资格考试大纲细则》做了标注:用★★★标注的是考试要求掌握组成药物、功用、主治证候、配伍意义、全方配伍特点及运用的方剂；用★★标注的是考试要求掌握组成药物、功用、主治证候及配伍意义的方剂；用★标注的则是考试只要求掌握组成药物、功用及主治证候的方剂。无标识的则是考试较少涉及的方剂。

2. 图像速记

本书将每张方剂的功效、主治、组成药物、辨证要点、药物–症状关系、配伍意义等都融合在一张"概念图"中，并且用不同的颜色、字体、线型标识出上述记忆要点。读者如果能速记某张方剂图像，就能迅速掌握该方剂：回忆其组成时，只要脑中闪现出相应的方剂图，就可以结合方歌背个八九不离十；而合用多张方剂时，只要能回忆出每张方剂图中心区域最主要的"药–症"关系，就可以方便地进行化裁运用。

3. 歌图相应

本书的歌诀以汪昂的《汤头歌诀》等通行歌诀为基础，根据所配"概念图"重新编写，并标注了完整的中药名。如果读者尚未背过方歌，那就可以通过背本书中的方歌形成完整的"图像记忆"；如果读者已经有更熟悉的方歌版本，那么也可以在快速翻看本书时想起具体的药物。

4. 以史为参

吴银根教授治学严谨，要求学生能掌握方剂的出处。因此，对于每张方剂，均标明出处、朝代和医家，方便读者结合

《中国医学史》的内容做进一步理解。

总之，不管您是希望深入理解方剂结构的学生，还是需要快速复习方剂组成、功效和辨证要点的考生，或是常常需要探索药-症关系、方证对应奥妙的临床工作者，甚至只是有兴趣了解方剂的中医爱好者，本书都可以提供有益的参考。

成书之际，我首先要感谢吴银根教授和方泓教授。是你们的无私传道授业解惑，让我得以有创制本书的勇气；接着要感谢复旦大学出版社肖芬编辑自始至终的鼓励和帮助；还要感谢母校和上海中医药大学附属龙华医院老师们的关心及吴银根工作室的团队支持，使本书最终得以付梓；最后要感谢我的爱人蒋倩，不仅协助绘制了几乎所有概念图的初步框架，而且不断用爱激励着我在紧张的临床工作之余，坚持把214张方剂学彩图绘制完成。

如果说每味中药都是先辈们发掘出的"珍珠"，那么每首留传至今的方剂就是串起它们的"项链"。愿这本彩图速记手册陪伴您熟记每串"项链"，沿着中医的复兴之路奋勇向前！

上海中医药大学附属龙华医院　孙　鼎

2016年8月

凡 例

执业医师考试考点
- ★★★组成药物、功用、主治证候、配伍意义、全方配伍特点及运用
- ★★组成药物、功用、主治证候及配伍意义
- ★组成药物、功用及主治证候
均标注出处、朝代和医家供参考

方剂歌诀
- 粗体：歌诀正文
- 非粗体：补全药名，方便理解及增强记忆
- 所有歌诀均在参考清代汪昂《汤头歌诀》的基础上，根据自制方剂图改编，使歌诀中药物出现的顺序与方剂图对应，方便背诵记忆

藿香正气丸★★★
宋代太医局
《太平惠民和剂局方》

藿香正气白芷苏（紫），**甘桔夏朴皮大腹**（半厚）；
陈皮苓术加姜枣（茯白 生大 草梗），**风寒湿滞并能除**。

方剂名 藿香正气丸 —解表化湿,理气和中→ 外感风寒内伤湿滞证 主治
功效

（方剂图：）

调和诸药 — 甘草
宣肺利气 — 桔梗
行气利湿 — 大腹皮
调和营卫温中止呕 — 生姜、大枣
— 白术

散风寒止头痛 — 白芷
散寒理气宽胸 — 紫苏叶
散风寒芳香和中 — 藿香
行气除满苦温燥湿 — 厚朴
燥湿和胃降逆止呕 — 半夏
理气燥湿 — 陈皮
健脾利湿 — 茯苓

（半夏厚朴汤合二陈涵义）

主症：
- 风寒 恶寒发热 头痛
- 湿郁气滞 胸膈满闷 脘腹胀满 （红框示主症）
- 伤湿 呕恶 （黄框示次症）
- 伤湿 舌苔白腻 泄泻 （蓝框示兼症）

药物
- 红底：主症用药（君药）
- 黄底：次症用药（臣药）
- 蓝底：兼症用药（佐药）
- 绿底：其他用药（使药）
- 正粗体字示药物作用
- 斜粗体字示配伍含义或特点

线型
- 实线圆弧：药物组合
- 实线箭头：药症对应
- 虚线箭头：药物配伍
- 虚线框：方剂化裁

症状
- 红字：病因病机
- 黑字：症状

目 录

一、解表剂

（一）辛温解表　001
麻黄汤★★★　001
桂枝汤★★★　001
小青龙汤★★★　002
大青龙汤★★　002
九味羌活汤★★　003
正柴胡饮　003
加味香苏散★★　004

（二）辛凉解表　004
银翘散★★★　004
桑菊饮★★　005
麻杏甘石汤　005
柴葛解肌汤★　006
升麻葛根汤★　006

（三）扶正解表　007
败毒散★★　007

参苏饮★　007
麻黄附子细辛汤　008
再造散　008
加减葳蕤汤★　009

二、泻下剂

（一）寒下　009
大承气汤★★★　009
大黄牡丹汤★★　010
大陷胸汤★★　010

（二）温下　011
温脾汤★★　011
大黄附子汤　011

（三）润下　012
麻子仁丸★★　012
济川煎★★　012

（四）逐水　013
十枣汤★★　013

舟车丸	013	犀角地黄汤★★	021
（五）攻补兼施	014	清瘟败毒饮	021
增液承气汤	014	（三）清热解毒	022
黄龙汤★	014	黄连解毒汤★★★	022
新加黄龙汤	015	普济消毒饮★★	022
		凉膈散★★	023

三、和解剂

		仙方活命饮★★	023
（一）和解少阳	015	五味消毒饮	024
小柴胡汤★★	015	四妙勇安汤	024
大柴胡汤★★★	016	牛蒡解肌汤	025
蒿芩清胆汤★★	016	（四）清脏腑热	025
达原饮	017	导赤散★★	025
（二）调和肝脾	017	龙胆泻肝汤★★★	026
四逆散★★	017	左金丸★★★	026
逍遥散★★★	018	泻白散★★	027
痛泻要方★	018	苇茎汤★★	027
（三）调和肠胃	019	清胃散★★	028
半夏泻心汤★★★	019	玉女煎★	028
		芍药汤★★★	029

四、清热剂

		白头翁汤★★	029
（一）清气分热	019	（五）清虚热	030
白虎汤★★	019	青蒿鳖甲汤★★	030
竹叶石膏汤★	020	清骨散	030
（二）清营凉血	020	秦艽鳖甲散	031
清营汤★★★	020	当归六黄汤★★	031

五、祛暑剂

香薷散 ★	032
新加香薷饮	032
清暑益气汤 ★★	033
清络饮	033
六一散 ★	034

六、温里剂

(一) 温中祛寒	034
理中丸 ★★★	034
小建中汤 ★★	035
大建中汤 ★	035
吴茱萸汤 ★★	036
(二) 回阳救逆	036
四逆汤 ★★★	036
回阳救急汤	037
(三) 温经散寒	037
当归四逆汤 ★★	037
黄芪桂枝五物汤	038
阳和汤 ★★	038

七、表里双解剂

防风通圣散 ★	039
葛根芩连汤	039
石膏汤	040
五积散	040

八、补益剂

(一) 补气	041
四君子汤 ★★	041
参苓白术散 ★★	041
完带汤 ★★★	042
补中益气汤 ★★★	042
玉屏风散 ★	043
(二) 补血	043
四物汤 ★★★	043
当归补血汤 ★★	044
归脾汤 ★★★	044
(三) 气血 (阴) 双补	045
内补黄芪汤	045
八珍汤 ★★	045
十全大补汤	046
人参养荣汤	046
泰山磐石散	047
生脉散 ★★	047
(四) 补阴	048
六味地黄丸 ★★★	048
左归丸 ★★	048
大补阴丸 ★★	049

虎潜丸	049
一贯煎★★	050
石斛夜光丸	050
（五）补阳	051
肾气丸★★★	051
右归丸★★	051
（六）阴阳并补	052
地黄饮子★★	052
炙甘草汤★★	052

九、安神剂

（一）重镇安神	053
朱砂安神丸★★	053
磁朱丸	053
（二）补养安神	054
天王补心丹★★★	054
酸枣仁汤★★	054
甘麦大枣汤	055
黄连阿胶汤	055

十、固涩剂

（一）固表止汗	056
牡蛎散★★	056
（二）敛肺止咳	056
九仙散★	056
（三）涩肠固脱	057
真人养脏汤★★	057
四神丸★★	057
（四）涩精止遗	058
金锁固精丸	058
桑螵蛸散★★	058
缩泉丸	059
（五）固崩止带	059
固冲汤★★	059
固经丸★★	060
易黄汤★★	060
震灵丹	061

十一、开窍剂

（一）凉开	061
安宫牛黄丸★	061
紫雪丹★	062
至宝丹★	062
（二）温开	063
苏合香丸★	063
紫金锭	063

十二、理气剂

（一）行气	064
越鞠丸★★★	064

柴胡疏肝散 ★	064
瓜蒌薤白白酒汤	065
枳实薤白桂枝汤	065
半夏厚朴汤 ★★	066
枳实消痞丸	066
厚朴温中汤 ★★	067
金铃子散	067
天台乌药散 ★★	068
橘核丸	068
暖肝煎 ★	069
（二）降气	069
苏子降气汤 ★★★	069
定喘汤 ★★	070
旋覆代赭汤 ★★	070
橘皮竹茹汤	071

十三、理血剂

（一）活血祛瘀	071
桃核承气汤 ★★	071
血府逐瘀汤 ★★★	072
补阳还五汤 ★★★	072
复元活血汤 ★★	073
七厘散	073
温经汤 ★★	074
生化汤 ★★	074
桂枝茯苓丸 ★★	075
失笑散 ★	075
活络效灵丹	076
大黄䗪（蟅）虫丸	076
（二）止血	077
十灰散 ★	077
咳血方 ★★★	077
小蓟饮子 ★★	078
槐花散 ★	078
黄土汤 ★★	079
胶艾汤	079

十四、治风剂

（一）疏散外风	080
川芎茶调散 ★★★	080
大秦艽汤 ★	080
小活络丹 ★	081
牵正散 ★★	081
消风散 ★★	082
（二）平息内风	082
羚角钩藤汤 ★★★	082
镇肝熄风汤	083
天麻钩藤饮 ★★	083
大定风珠 ★★★	084
阿胶鸡子黄汤	084

十五、治燥剂

（一）轻宣外燥　　　　　085

杏苏散★★　　　　　　　085

桑杏汤★　　　　　　　　085

清燥救肺汤★★　　　　　086

（二）滋阴润燥　　　　　086

增液汤　　　　　　　　　086

麦门冬汤★★　　　　　　087

养阴清肺汤　　　　　　　087

百合固金汤★★　　　　　088

玉液汤★★　　　　　　　088

琼玉膏　　　　　　　　　089

十六、祛湿剂

（一）化湿和胃　　　　　089

平胃散★★　　　　　　　089

藿香正气丸★★★　　　　090

（二）清热祛湿　　　　　090

茵陈蒿汤★★★　　　　　090

八正散★★　　　　　　　091

二妙散★　　　　　　　　091

当归拈痛汤★　　　　　　092

三仁汤★★★　　　　　　092

甘露消毒丹★★　　　　　093

连朴饮★　　　　　　　　093

（三）利水渗湿　　　　　094

五苓散★★　　　　　　　094

猪苓汤★★　　　　　　　094

防己黄芪汤★★　　　　　095

五皮饮　　　　　　　　　095

（四）温化水湿　　　　　096

苓桂术甘汤★★　　　　　096

真武汤★★　　　　　　　096

实脾饮　　　　　　　　　097

萆薢分清饮★　　　　　　097

（五）祛风胜湿　　　　　098

羌活胜湿汤★★　　　　　098

独活寄生汤★★★　　　　098

十七、祛痰剂

（一）燥湿化痰　　　　　099

二陈汤★★　　　　　　　099

温胆汤★★　　　　　　　099

（二）清热化痰　　　　　100

清气化痰丸★★　　　　　100

小陷胸汤★★　　　　　　100

（三）温化寒痰　　　　　101

苓甘五味姜辛汤★　　　　101

三子养亲汤★　　　　　　101

（四）润燥化痰	102
贝母瓜蒌散★★	102
（五）化痰息风	102
半夏白术天麻汤★★	102
止嗽散★★	103

十八、消导剂

（一）消食化滞	103
保和丸★★	103
枳实导滞丸★★	104
木香槟榔丸	104
（二）健脾消食	105
健脾丸★★★	105
枳术丸	105

十九、驱虫剂

乌梅丸★★★	106
肥儿丸	106

二十、痈疡剂

犀黄丸	107
透脓散	107
方剂索引	108

一、解 表 剂

(一) 辛温解表

麻黄汤 ★★★	麻黄汤中用桂枝,杏仁甘草四般施;
汉代张仲景《伤寒论》	发热恶寒头项痛,伤寒服此汗淋漓。

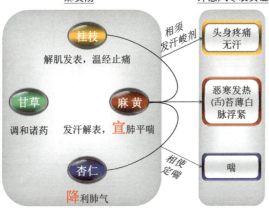

桂枝汤 ★★★	生大
汉代张仲景《伤寒论》	桂枝汤治太阳风,芍药甘草姜枣同; 桂麻相合名各半,太阳如疟此为功。

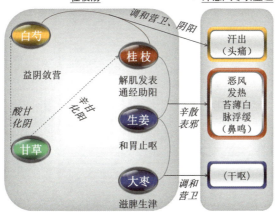

001

小青龙汤 ★★★
汉代张仲景《伤寒论》

小青龙汤治水气，喘咳呕哕渴利慰；
麻桂干姜细甘草，半夏白芍兼五味。
黄枝　　辛

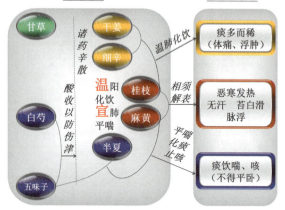

大青龙汤 ★★
汉代张仲景《伤寒论》

　　　　　　　　　　　生大
大青龙汤麻杏石，甘草姜枣散桂枝；
　　　　黄仁膏
太阳无汗兼烦躁，风寒两解此方施。

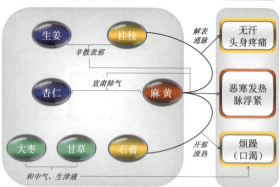

九味羌活汤 ★★
元代王好古《此事难知》

九味羌活用防风,苍术辛芷与川芎;
(细白)
黄芩生地同甘草,三阳解表益姜葱;
阴虚气弱人禁用,加减临时在变通。

一 解表剂

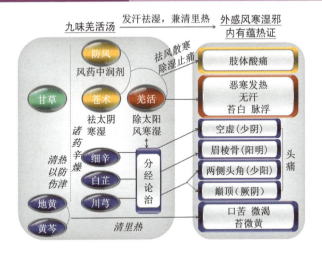

正柴胡饮
明代张介宾《景岳全书》

正柴胡饮景岳方,防风陈皮芍草姜;
(白甘生)
平散表邪解疼痛,风寒轻证服之康。

正柴胡饮 —解表散寒→ 外感风寒轻证

- 白芍 益阴和营（防辛散太过而伤阴）
- 陈皮 疏畅气机 助邪外出 ——痛泻要方去白术
- 防风 祛风寒 止疼痛 → 头痛 身痛
- 柴胡 辛散表邪 → 微恶风寒 发热无汗
- 甘草 调和诸药
- 生姜 辛温解表 → 舌苔薄白 脉浮

003

加味香苏散 ★★
清代程国彭《医学心悟》

加味香苏草荆防，蔓荆秦艽芎陈皮；
（紫苏附叶　甘草　　　　　川芎）
（蔓荆　芥风）
生姜温肺又解表，外感风寒气滞宜。

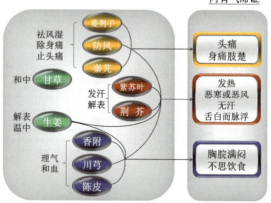

（二）辛凉解表

银翘散 ★★★
清代吴瑭《温病条辨》

银翘散主上焦疴，甘桔荆豉牛蒡薄荷；
（连花　　　　　　　草梗芥豉蒡子）
竹叶芦根凉解法，轻宣温热煮无过。

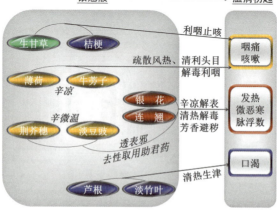

一 解表剂

桑菊饮 ★★
清代吴瑭《温病条辨》

桑菊饮中桔杏草,芦根薄荷与连翘;
　　　　甘
叶花　梗仁
清疏肺卫轻宣剂,风温咳嗽服之消。

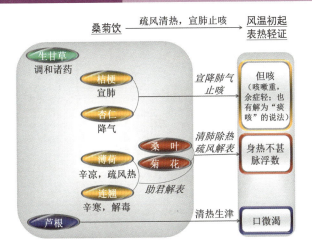

麻杏甘石汤
汉代张仲景《伤寒论》

伤寒麻杏甘石汤,汗出而喘法度良;
黄仁草膏
辛凉疏泄能清肺,定喘除烦效力彰。

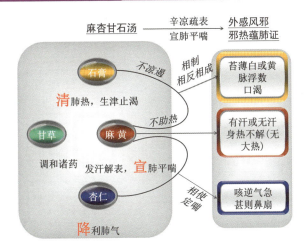

柴葛解肌汤 ★
明代陶华《伤寒六书》

柴葛解肌羌芷芍,甘桔膏芩同姜枣;
（白胡 白根 　 石膏 黄芩 　生姜 大枣）
恶寒渐轻热增重,解肌清热此方效。

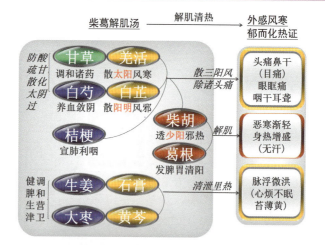

升麻葛根汤 ★
北宋时期钱乙《小儿药证直诀》

升麻葛根汤钱氏,再加芍药甘草是;
阳明发热与头痛,无汗恶寒均堪倚;
亦治时疫与阳斑,疹痘已出慎勿使。

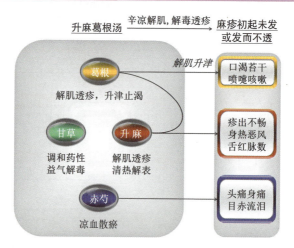

（三）扶正解表

一 解表剂

败毒散 ★★
北宋时期钱乙《小儿药证直诀》

败毒散用羌独活，枳桔柴胡薄荷芎（川）；
人茯前甘生 实梗
参苓胡草姜三片，扶正解表效力宏。

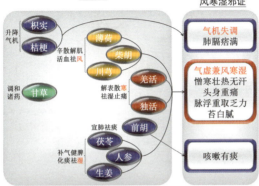

参苏饮 ★
宋代太医局
《太平惠民和剂局方》

人紫
参苏饮内用陈皮，枳壳木香理气机；
半茯
干葛夏苓前甘桔，内伤外感此方宜。
根　　胡草梗
参前若去芎柴入，饮号芎苏治验奇；
香苏饮仅陈皮草，感伤内外亦堪施。

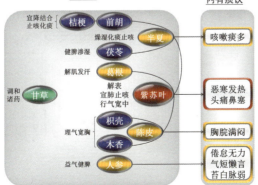

007

麻黄附子细辛汤
汉代张仲景《伤寒论》

麻黄附子细辛汤，发表温经两法彰；
若非表里相兼治，少阴反热安能康。

麻黄附子细辛汤 —助阳散寒,散寒解表→ 素体阳虚 外感风寒 或暴哑

- 麻黄：发汗解表,外散表邪 — 外解太阳之表 → 外有表寒 反发热
- 细辛：通彻表里 → 少阴病 脉微细 但欲寐 阳气虚寒
- 附子：温经助阳,内除里寒 — 内散少阴寒邪 → 肾阳不足 脉沉

再造散
明代陶华《伤寒六书》

再造散用桂枝义，羌活附子止痛急；
参芪扶正川细风，阳虚无汗解表宜。
（人 黄 防 芎 辛）

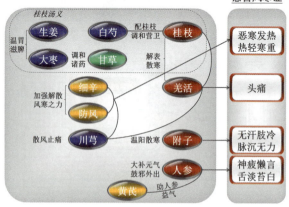

再造散 —助阳益气,散寒解表→ 阳气虚弱 感冒风寒证

桂枝汤义（温胃滋脾）：
- 生姜、白芍 配桂枝调和营卫 — 桂枝 解表散寒
- 大枣、甘草 调和诸药

- 细辛、防风 加强解散风寒之力 — 羌活
- 川芎 散风止痛 — 附子 温阳散寒
- 人参 大补元气鼓邪外出
- 黄芪 助人参益气

→ 恶寒发热 热轻寒重
→ 头痛
→ 无汗肢冷 脉沉无力
→ 神疲懒言 舌淡苔白

| 加减葳蕤汤 ★
清代俞根初《通俗伤寒论》 | 加减葳蕤散薄荷，豆 白
（玉竹）　　　　葱豉解表薇清热；
　　　　　　　　白
大枣甘桔共八味，滋阴发汗此方和。
　草梗 |

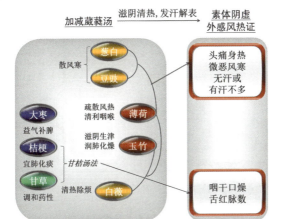

二、泻下剂

（一）寒 下

| 大承气汤 ★★★
汉代张仲景《伤寒论》 | 大承气里用芒硝，大黄枳实厚朴饶；
救阴泻热功偏擅，急下阳明有数条。 |

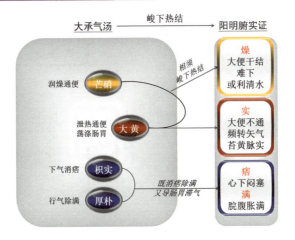

大黄牡丹汤 ★★
汉代张仲景《金匮要略》

金匮大黄牡丹汤,桃仁瓜子芒硝详;
冬皮
肠痈初起腹按痛,泻热逐瘀自能康。

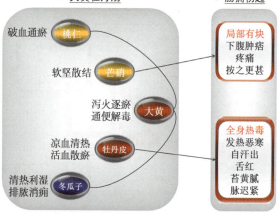

大陷胸汤 ★★
汉代张仲景《伤寒论》

芒大
大陷胸汤主硝黄,甘遂为末共成方;
擅医热实结胸证,泻热逐水效专长。

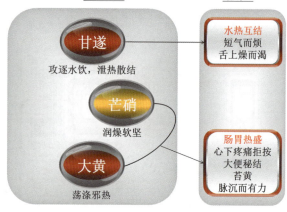

(二) 温 下

温脾汤★★
唐代孙思邈《备急千金要方》

温脾参归草附姜,泻下芒硝与大黄;
寒热并行治寒积,脐腹绞结痛非常。

温脾汤 —温补脾阳,攻下冷积→ 脾阳不足冷积内停

- 芒硝：润肠软坚,助大黄泻下攻积
- 人参：益气补脾
- 当归：养血,使下不伤正
- 甘草：调和诸药
- 大黄：泻下通便
- 附子：温里散寒
- 干姜：温中散寒

腹痛便秘 脉沉有力

手足不温 畏寒喜热 苔白不渴

大黄附子汤
汉代张仲景《金匮要略》

大黄附子细辛汤,寒积腹痛便秘方;
冷积内结成实证,功专温下妙非常。

大黄附子汤 —温里散寒,通便止痛→ 寒积实证

- 大黄：荡涤肠胃,泻下通便
- 细辛：辛温宣通,散寒止痛
- 附子：大辛大热,温里散寒

大便不通 腹痛拒按

腹部冷痛 手足不温 苔白腻 脉沉弦紧

（三）润　下

麻子仁丸★★
汉代张仲景《伤寒论》

火　　　　　　　　　　　　厚
麻子仁丸治脾约，大黄枳朴杏除满；
仁　　　　　　　　　　实　仁
胃燥津枯白芍和，泻热润肠便秘安。

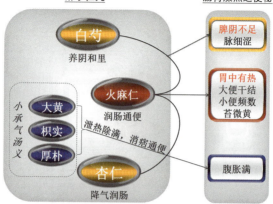

济川煎★★
明代张介宾《景岳全书》

当牛
济川归膝肉苁蓉，升麻泽泻枳壳从；
肾虚津亏肠中燥，寓通于补法堪宗。

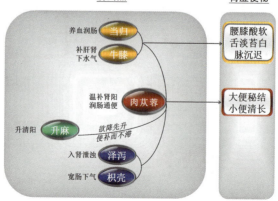

（四）逐 水

十枣汤★★
汉代张仲景《伤寒论》

大
十枣逐水效堪夸，大戟甘遂与芫花；
悬饮内停胸胁痛，水肿腹胀用无差。

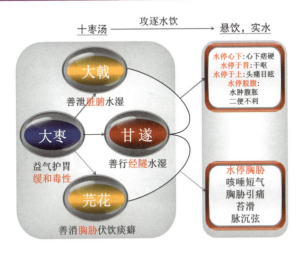

舟车丸
明代张介宾《景岳全书》

大甘　　　　　　　　　木
舟车牵遂及芫花，大黄黑丑槟榔香；
青皮陈皮加轻粉，燥实阳水却相当。

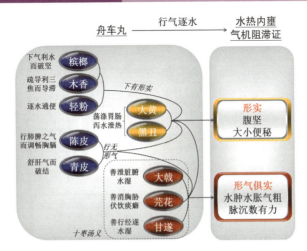

（五）攻补兼施

增液承气汤
清代吴瑭《温病条辨》

增液承气玄地冬，硝黄加入力量雄；
热结阴亏大便秘，滋阴泻热肠腑通。
（麦 芒大 参黄）

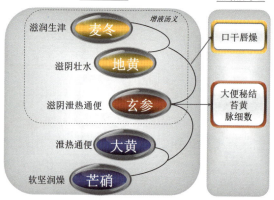

黄龙汤 ★
明代陶华《伤寒六书》

黄龙枳朴硝大黄，参归甘桔枣生姜；
阳明腑实气血弱，攻补兼施效力强。
（厚芒 人当 大 实 草梗）

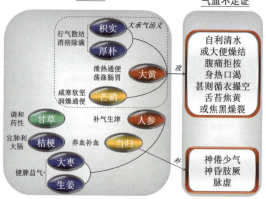

新加黄龙汤
清代吴瑭《温病条辨》

新加黄龙玄地冬,海参大黄芒硝同;（麦）
当归参草姜汁入,气阴不足热结从。（人甘参黄）

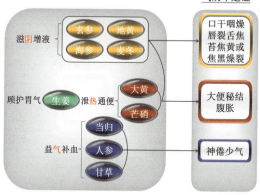

三、和 解 剂

（一）和解少阳

小柴胡汤 ★★★
汉代张仲景《伤寒论》

小柴胡汤和解供,半夏生姜参枣从;（人大）
更用黄芩和甘草,少阳百病此为宗。

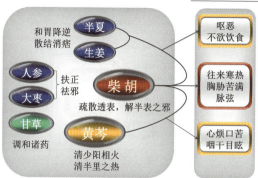

大柴胡汤 ★★★
汉代张仲景《金匮要略》

大柴胡汤用大黄,枳实芩芍半夏降;^{黄白}
煎加姜枣表兼里,妙法内攻并外攘;^{生大}
柴胡芒硝义亦尔,仍有桂枝大黄汤。

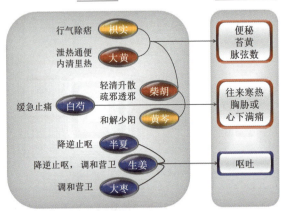

蒿芩清胆汤 ★★
清代俞根初 等
《重订通俗伤寒论》

蒿芩清胆夏竹茹,陈壳茯苓碧玉入;^{青黄 半 枳 皮}
热重寒轻痰挟湿,胸痞呕恶总能除。

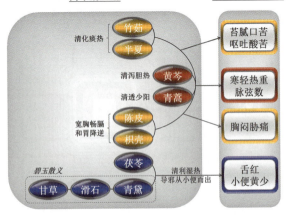

016

达原饮
明代吴有性《瘟疫论》

达原槟榔草果朴,黄芩知母芍甘入;
辟秽化浊和表里,开达膜原寒热除。

（厚 白 草）

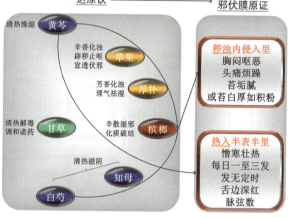

（二）调和肝脾

四逆散 ★★
汉代张仲景《伤寒论》

四逆散里用柴胡,芍药枳实甘草须;
此是阳邪成厥逆,敛阴泄热平剂扶。

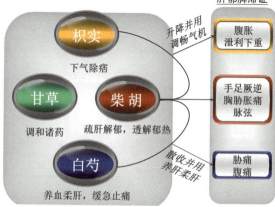

逍遥散 ★★★
宋代太医局
《太平惠民和剂局方》

逍遥散用当归芍,柴薄苓术姜甘草;（白、茯、白、生、胡荷）
散郁除蒸功最奇,调经八味丹栀著。

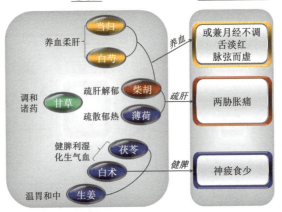

痛泻要方 ★
明代张介宾
《景岳全书·引刘草窗方》

痛泻要方白术芍,陈皮防风煎丸酌;（白）
补土泻木理肝脾,若作食伤医便错。

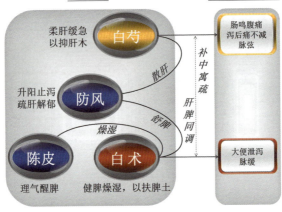

（三）调和肠胃

| 半夏泻心汤★★★
汉代张仲景《伤寒论》 | 半夏泻心黄连芩，干姜甘草与人参；
大枣和之治虚痞，法在降阳而和阴。 |

四、清热剂

半夏泻心汤 —寒热平调 消痞散结→ 寒热互结之痞证

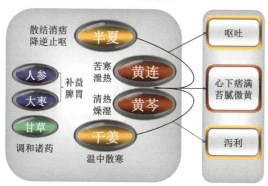

四、清热剂

（一）清气分热

| 白虎汤★★
汉代张仲景《伤寒论》 | 白虎汤用石膏偎，知母甘草粳米陪；
亦有加入人参者，燥烦热渴舌生苔。 |

白虎汤 —清热除烦，生津止渴→ 阳明气分实热盛证

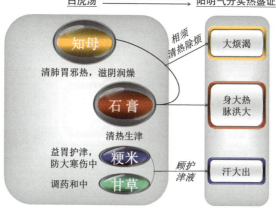

019

竹叶石膏汤 ★
汉代张仲景《伤寒论》

竹叶石膏汤人参，麦冬半夏和气津；
甘草调和兼粳米，暑烦热渴脉虚寻。

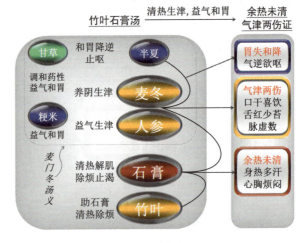

（二）清营凉血

清营汤 ★★★
清代吴瑭《温病条辨》

清营汤治热传营，身热夜甚神不宁；
犀 黄 连
角地竹连丹银翘，玄麦清热更护阴。
黄叶 参花　　参冬

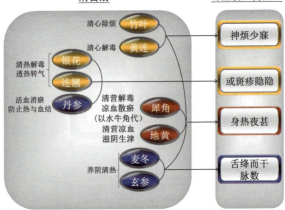

犀角地黄汤 ★★
唐代孙思邈《备急千金要方》

犀角地黄芍药丹，血升胃热火邪干；
　　　　　　皮
斑黄阳毒皆堪治，或益柴芩总伐肝。

犀角地黄汤 —— 清热解毒，凉血散瘀 → 热入血分热伤血络证

- 地黄：清热凉血，滋阴生津 —— 复已失之阴血 → **伤阴**　舌绛起刺
- 犀角：清营解毒，清心凉血（现代以水牛角代替）
- 丹皮：凉血散瘀
- 赤芍：凉血散瘀

→ **热入血分**　各种失血　昏狂谵语　斑色紫黑

→ **瘀热互结**　善忘如狂　漱水不欲咽　胸中烦痛　自觉腹满　大便黑易解

清瘟败毒饮
清代余师愚《疫疹一得》

　　　　石　甘　　黄
清瘟败毒膏知清，连草栀子黄连芩；
　　地牡　母竹　翘
犀黄丹玄赤桔叶，泻火解毒亦滋阴。
角　皮参芍梗

清瘟败毒饮 —— 清热解毒，凉血泻火 → 温病气血两燔证

清血分热：
- 玄参
- 赤芍、犀角、牡丹皮、地黄（犀角地黄汤义）

→ 狂躁　谵语神昏　或吐衄发斑

清气分热：
- 升清：桔梗
- 降浊：竹叶
- 轻清宣透气分表里之热毒：连翘
- 清胃热以消十二经之火 / 清热保津：石膏、知母、甘草（白虎汤义）

→ 大热渴饮　头痛如劈　舌绛唇焦

- 通泄三焦：栀子、黄芩、黄连（黄连解毒汤义）

（三）清热解毒

黄连解毒汤★★★
唐代王焘《外台秘要》

黄连解毒汤四味，黄柏黄芩栀子备；
躁狂大热呕不眠，吐衄斑黄均可使。
若云三黄石膏汤，再加麻黄及淡豉；
此为伤寒温毒盛，三焦表里相兼治；
栀子金花加大黄，润肠泻热真堪倚。

黄连解毒汤 —泻火解毒→ 三焦火毒热盛证

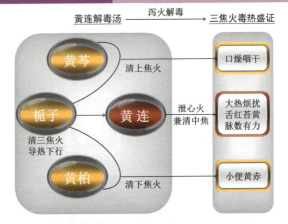

普济消毒饮★★
金代李杲《东垣试效方》

普济陈皮黄连芩，升柴蚕牛薄荷连；
（黄芩　僵蚕　　　　板　麻胡蒡翘）
甘桔玄参蓝根马，大头天行服之验。
（草梗　　　　勃）

普济消毒饮 —清热解毒，疏风散热→ 大头瘟

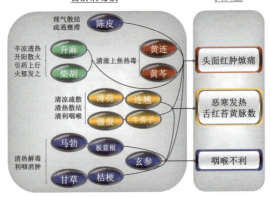

凉膈散 ★★
宋代太医局
《太平惠民和剂局方》

凉膈硝黄薄荷翘,黄芩甘草白蜜饶;
栀子竹叶疗膈热,中焦燥实服之消。

(芒大　连)

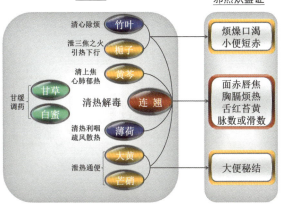

仙方活命饮 ★★
明代薛己《校注妇人良方》

仙方活命陈银花,防芷归芍乳没加;
花粉贝母兼甘草,山甲皂刺酒煎佳。

(白当赤 天 皮 风 香药)

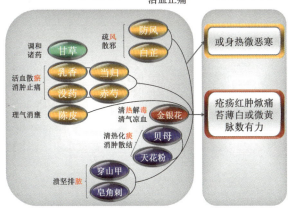

五味消毒饮
清代吴谦《医宗金鉴》

五味消毒治诸疔,银花野菊蒲公英;
　　　　　　　金
　　　　　　　花
紫花地丁天葵子,煎加酒服效非轻。

五味消毒饮 —— 清热解毒,消散疔疮 → 火热结聚之痈疖疔疮

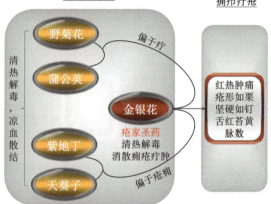

四妙勇安汤
清代鲍相璈等《验方新编》

四妙勇安用银花,玄参当归甘草随;
清热解毒兼活血,热毒脱疽此方魁。

四妙勇安汤 —— 清热解毒,活血止痛 → 热毒炽盛之脱疽

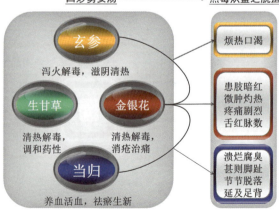

牛蒡解肌汤
清代高秉钧《疡科心得集》

牛蒡解肌栀子翘，荆薄槲丹玄枯草；
疏风清热又散肿，牙痈颈毒俱可消。

四 清热剂

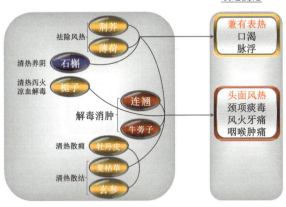

（四）清脏腑热

导赤散 ★★
北宋时期钱乙
《小儿药证直诀》

导赤生地与木通，草梢竹叶四般攻；
口糜淋痛小肠火，引热同归小便中。

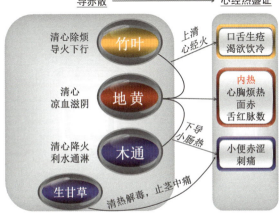

025

龙胆泻肝汤 ★★★
清代汪昂《医方集解》

龙胆泻肝栀芩柴,生地当归甘草偕;
泽泻木通车前草,肝经湿热力能排。
（黄芩、栀子、柴胡）

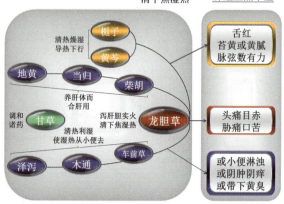

左金丸 ★★★
元代朱震亨《丹溪心法》

左金连茱六一丸,肝经火郁吐吞酸;
再加芍药名戊己,热泻热痢服之安。
（黄连、吴茱萸）

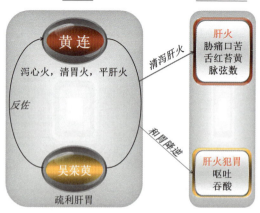

泻白散 ★★
北宋时期钱乙
《小儿药证直诀》

白
泻白桑皮地骨皮，甘草粳米四般宜；
参茯知芩皆可入，肺炎喘嗽此方施；
连附六一治胃痛，寒因热用理一般。

四 清热剂

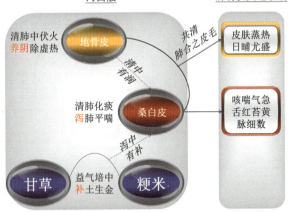

苇茎汤 ★★
唐代孙思邈《备急千金要方》

苇茎汤方出千金，桃仁薏苡冬瓜仁；
瘀热结肺成痈毒，清热排脓病自宁。

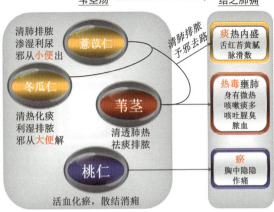

清胃散 ★★
金代李杲《兰室秘藏》

清胃升麻与黄连,当归生地牡丹全(皮);
或益石膏平胃热,口疮吐衄及牙宣。

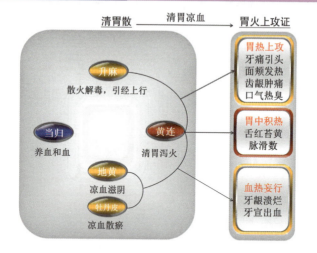

玉女煎 ★
明代张介宾《景岳全书》

玉女煎用熟地黄,膏(石)知(母)牛膝麦冬襄;
胃火阴虚相因病,少阴消渴亦堪尝。

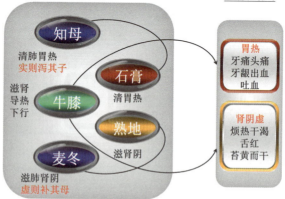

芍药汤 ★★★
金代刘完素
《素问病机气宜保命集》

芍药汤中用大黄,芩连归桂槟草香;
清热燥湿调气血,下利腹痛自安康。

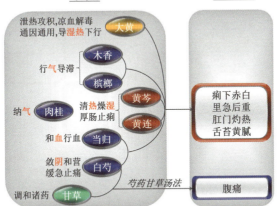

白头翁汤 ★★
汉代张仲景《伤寒论》

白头翁汤治热痢,黄连黄柏与秦皮;
清热解毒并凉血,坚阴止痢功效奇。

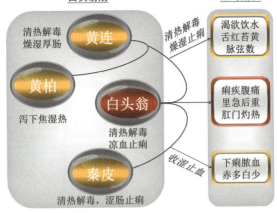

（五）清虚热

青蒿鳖甲汤 ★★
清代吴瑭《温病条辨》

青蒿鳖甲知地丹，热伏阴分此方攀；
（母黄皮）
夜热早凉无汗出，养阴透热服之安。

青蒿鳖甲汤 —养阴透热→ 温病后期邪伏阴分证

- 知母：滋阴降火
- 地黄：甘凉滋阴 清热生津
- 鳖甲：滋阴退热
- 青蒿：引邪外出
- 牡丹皮：内清血分伏热，外透伏阴之邪

→ 阴伤内热
热退无汗
舌红少苔
脉细数

→ 邪伏阴分
夜热早凉

清骨散
明代王肯堂《证治准绳》

清骨散用银柴胡，胡连地骨与知母；
　　　　　　　　　（黄）　（皮）
秦艽青蒿鳖甲草，骨蒸劳热保无虞。
（甘）

清骨散 —清虚热退骨蒸→ 阴虚内热 虚劳骨蒸

- 清阴分伏热：胡黄连、地骨皮、知母
- 调和诸药：甘草
- 滋阴潜阳 引药入阴分：鳖甲
- 退虚热 清骨蒸：银柴胡
- 透阴分伏热外出：青蒿、秦艽

→ 骨蒸潮热
形瘦盗汗
咽干口渴
舌红少苔
脉细数

秦艽鳖甲散
元代罗天益《卫生宝鉴》

秦艽鳖甲治风劳,柴胡知母及青蒿;
乌梅地骨皮当归合,止嗽除蒸敛汗高。

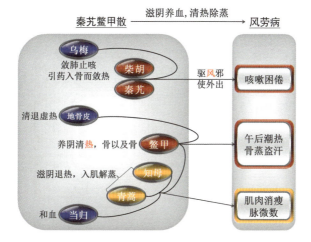

当归六黄汤★★
金代李杲《兰室秘藏》

当归六黄治汗出,黄芩黄连柏黄芪生熟地;
泻火固表复滋阴,加麻黄根功更异;
或云此药太苦寒,胃弱气虚在所忌。

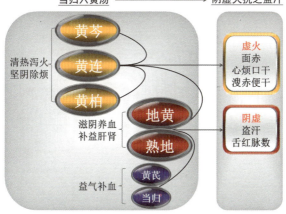

031

五、祛暑剂

香薷散★
宋代太医局
《太平惠民和剂局方》

　　　　　扁 厚
三物香薷豆朴先，若云热盛加黄连；
　　　花
或加苓草名五物，利湿祛暑木瓜宣。
再加参芪与陈术，兼治中伤十味全；
二香合入香苏饮，仍有藿薷香葛传。

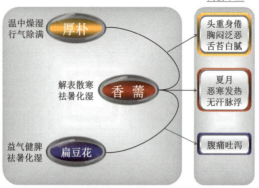

新加香薷饮
清代吴瑭《温病条辨》

　　　　厚金连
新加香薷朴银翘，扁豆鲜花一起熬；
　　　　　花
暑温口渴汗不出，清热化湿又解表。

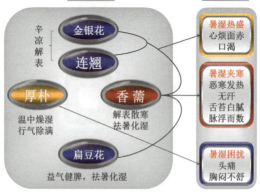

清暑益气汤★★ 清代王孟英《温热经纬》	王氏清暑益气汤，善治中暑气津伤； 石　甘　西　黄 洋参麦斛粳米草，瓜翠连竹知荷尝。 冬　　　　　　叶母梗

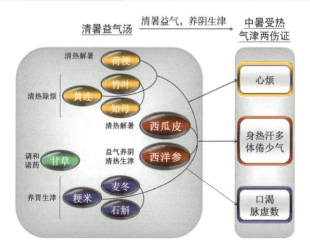

清络饮 清代吴瑭《温病条辨》	清络饮用荷叶边，银扁丝竹西瓜添； 　　　　　花豆瓜叶　皮 　　　　　花络 鲜用辛凉轻清剂，暑伤肺络服之安。

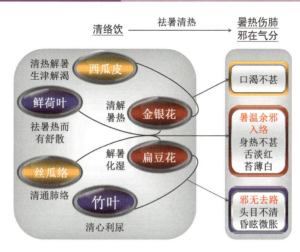

六一散 ★
金代刘完素《伤寒标本》

六一滑石同甘草，解肌行水兼清燥；
统治表里及三焦，热渴暑烦泻痢保；
益元碧玉与鸡苏，砂黛薄荷加之好。

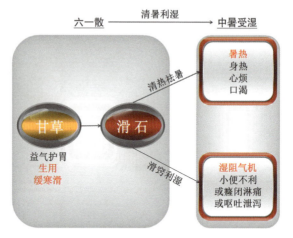

六、温 里 剂

（一）温中祛寒

理中丸 ★★★
汉代张仲景《伤寒论》

人白
理中丸主理中乡，干姜参术甘草良；
呕利腹痛阴寒盛，或加附子总扶阳。

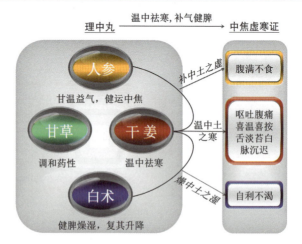

六 温里剂

小建中汤 ★★
汉代张仲景《伤寒论》

小建中汤饴糖君，桂枝倍芍姜枣和；（白生大）
甘草调和补中藏，虚劳腹冷服之瘥。
增入黄耆名亦尔，表虚身痛效无过；
又有建中十四味，阴斑劳损起沉疴；
十全大补加附子，麦夏苁蓉仔细哦。

小建中汤 —温中补虚，和里缓急→ 中焦虚寒之虚劳里急证

- 调和营卫
  - 桂枝 —取桂枝甘草汤法止悸
  - 甘草 调和诸药 —助其和里缓急
  - 白芍 —取芍药甘草汤法止痛
- 饴糖 温中补虚，和里缓急
- 大枣 / 生姜 温运中焦 滋助化源 调和营卫

辛甘化阳 → 虚寒 心中悸动

→ 虚劳 面色无华 虚烦发热 舌淡苔白 脉细弦缓

酸甘化阴 → 里急 脘腹挛痛 喜温喜按

大建中汤 ★
汉代张仲景《金匮要略》

大建中汤蜀椒姜，配伍参饴建中阳；（花干 人 糖）
脘腹剧痛有头足，呕不能食急煎尝。

大建中汤 —温中散寒，降逆止痛→ 中阳虚衰 阴寒内盛

- 干姜 温中散寒，和胃止呕 → 呕不能食
- 饴糖 温阳补虚，缓急止痛
- 花椒 温中祛寒，下气止痛 → 胸腹寒痛 痛不可触
- 人参 补益中气，扶正助阳 → 手足逆冷 (干姜舌) 舌苔白滑 脉沉紧 或脉伏

吴茱萸汤 ★★
汉代张仲景《伤寒论》

吴茱萸汤人参枣,重用生姜温胃好;
阳明寒呕少阴利,厥阴头痛皆能保。
（大、大字标注于"重"上方）

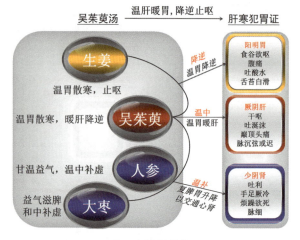

（二）回阳救逆

四逆汤 ★★★
汉代张仲景《伤寒论》

四逆汤中姜附草,三阴厥逆太阳沉;
或益姜葱参芍桔,通阳复脉力能任。
（干姜、甘草标注）

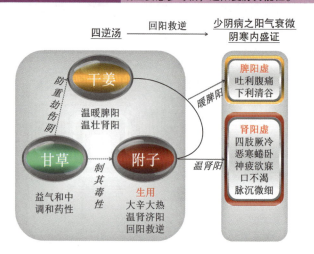

回阳救急汤
明代陶华《伤寒六书》

回阳救急用六君,附桂干姜五味群;
（肉桂　子）
加麝三厘或胆汁,三阴寒厥见奇勋。
（香）

回阳救急汤 —— 回阳救逆,益气生脉 → 寒邪直中三阴真阳衰微证

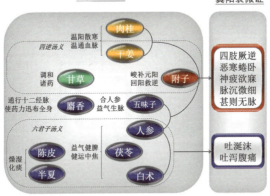

（三）温经散寒

当归四逆汤 ★★
汉代张仲景《伤寒论》

当归四逆桂枝芍,细辛木通甘草着;
（白）
再加大枣治阴厥,脉细阴虚由血弱。
内有久寒加姜茱,发表温中通脉络;
不用附子及干姜,助阳过剂阴反灼。

当归四逆汤 —— 温经散寒,养血通脉 → 血虚寒凝经脉证

- 补血活血　当归
- 养血和营　白芍
- 甘草　大枣　桂枝
- 调和诸药　补益脾胃　温经通脉
- 散寒止痛　细辛
- 通利关节　木通

→ 脉细欲绝或沉细 舌淡
→ 手足厥寒
→ 寒入经络 腰股腿足疼痛

黄芪桂枝五物汤
汉代张仲景《金匮要略》

黄芪桂枝五物汤,芍药大枣与生姜;
益气温经和营卫,血痹风痹功效良。

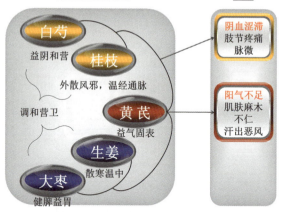

阳和汤 ★★
清代王维德《外科全生集》

阳和汤法治阴疽,贴骨流注鹤膝风;
肉生
熟地鹿胶桂姜炭,麻黄白芥甘草从。

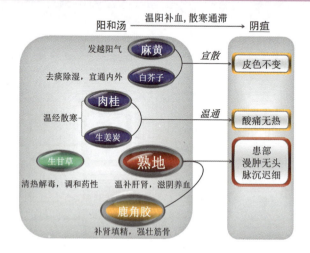

七、表里双解剂

防风通圣散 ★
金代刘完素
《黄帝素问宣明论方》

防风通圣大黄硝（芒），麻黄荆薄甘桔翘（连）；
川芎当白白（芥荷草梗）
芎归芍术养气血，栀子黄芩滑石膏；
表里交攻阳热盛，外科疮毒总能消。

防风通圣散 —疏风解表，泻热通里→ 风热壅盛 表里俱实证

- 调和诸药：甘草
- 宣肺化痰 载药上行：桔梗（利咽）
- 疏风解表：连翘、防风、薄荷、荆芥
- 发汗解表：麻黄
- 养血活血：川芎、当归、白芍
- 健脾益气：白术
- 泄热通便：大黄
- 软坚通便：芒硝
- 清热除烦：石膏
- 清热利湿：栀子、黄芩、滑石

表热：憎寒壮热 目赤肿痛 咽痛
血虚生热 阴衰阳郁：烦渴腹痛 恶物不下
里实：口苦咽干 二便秘涩 苔黄脉数

葛根芩连汤
汉代张仲景《伤寒论》

葛根黄芩黄连汤，甘草四般治二阳；
解表清里兼和胃，喘汗自利保平康。

葛根芩连汤 —清泄里热，解肌散邪→ 表证未解 邪热入里

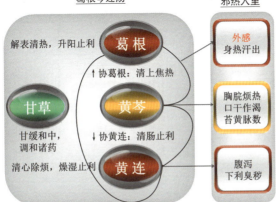

- 甘草：甘缓和中，调和诸药
- 葛根：解表清热，升阳止利 ↑协葛根：清上焦热
- 黄芩
- 黄连：清心除烦，燥湿止利 ↓协黄连：清肠止利

外感：身热汗出
胸脘烦热 口干作渴 苔黄脉数
腹泻 下利臭秽

石膏汤
南北朝时期深师《深师方》

石膏汤用麻黄豉，黄连解毒芩柏栀；
姜枣细茶煎热服，表里三焦热盛治。

（豆=豉，黄=黄连，黄=黄芩，黄=黄柏，山=栀）

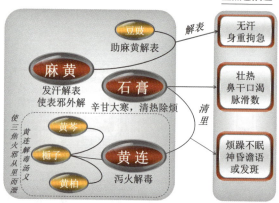

五积散
宋代太医局《太平惠民和剂局方》

五积散治五般积，麻黄苍芷归芍芎；
姜桂枳桔升降草，陈夏茯苓厚朴共。
温中解表祛寒湿，散痞调经温散功。

（白=白芷，当=当归，白=白芍，川=川芎，干=干姜，肉=肉桂，枳=枳实，桔=桔梗，甘=甘草，半=半夏，朴=厚朴）

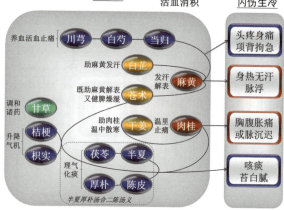

八、补益剂

(一) 补 气

四君子汤★★
宋代太医局
《太平惠民和剂局方》

人白
四君子汤中和义，参术茯苓甘草比；
益以夏陈名六君，祛痰补气阳虚弭；
除却半夏名异功，或加香砂胃寒使。

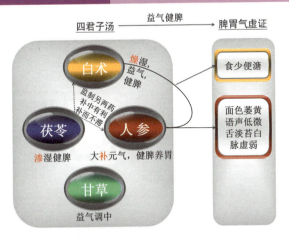

参苓白术散★★
宋代太医局
《太平惠民和剂局方》
★清代汪昂《医方集解》多陈皮

人茯　　　　　　　　薏扁
参苓白术同甘草，山药砂仁苡豆莲；
　　　　　　　　　　仁子
桔梗上浮兼保肺，或咳或泻一同煎。

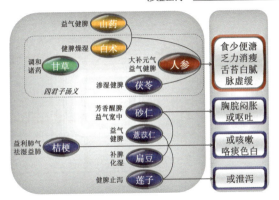

完带汤 ★★★
明代傅山《傅青主女科》

完带汤方善化湿,苍白参淮荆前子;
（白术、人参、车前子、山药）
柴芍陈皮同甘草,疏肝补牌带下治。
（柴胡）

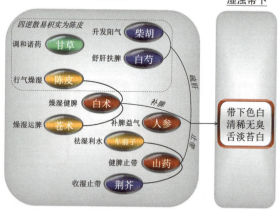

补中益气汤 ★★★
金代李杲《脾胃论》

补中益气芪术参,升柴陈草当归任;
（黄芪、白术、人参、甘草、升麻、柴胡、陈皮）
虚劳内伤功独擅,亦治阳虚外感人;
木香苍术易归术,调中益气畅脾神。

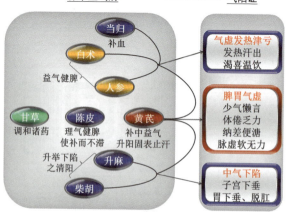

玉屏风散 ★
元代朱震亨《丹溪心法》

玉屏风散最有灵,芪术防风鼎足形;（黄白）
表虚汗多易感冒,益气固表止汗神。

玉屏风散 —— 益气固表 →肺卫气虚证

- 白术：健脾益气,固表止汗
- 黄芪：益气固表
- 防风：走表祛风

固表不留邪,祛邪不伤正

- 自汗
- 恶风 舌淡 脉虚
- 易感外邪

（二）补 血

四物汤 ★★★
宋代太医局《太平惠民和剂局方》

四物地芍与归芎,血家百病此方通;（熟 当川 药）
八珍合入四君子,气血双疗功独崇。
再加黄芪与肉桂,十全大补补方雄;
十全除却芪地草,加粟煎之名胃风。

四物汤 —— 补血和血 → 营血虚滞证

- 当归：补血和血,调经行滞
- 芍药：敛阴养血
- 熟地：大补肝肾,滋阴养血
- 川芎：活血行滞

营血不足：面色无华、舌淡脉细、头晕、心悸失眠

冲任虚损：月经不调、崩中漏下

营血瘀滞：经闭、脐腹作痛、脉细涩

八 补益剂

当归补血汤 ★★
金代李杲《内外伤辨惑论》

当归补血东垣笺,黄芪一两归二钱;
血虚发热口烦渴,脉大而虚宜此煎。
（当）

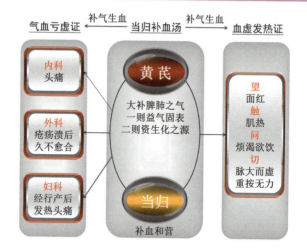

归脾汤 ★★★
南宋时期严用和《济生方》

（白人黄　当甘）
归脾木香术参芪,甘草龙眼酸枣宜;
（生大）
远志茯神交心肾,煎加姜枣益心脾;
怔忡健忘俱可却,肠风崩漏总能医。

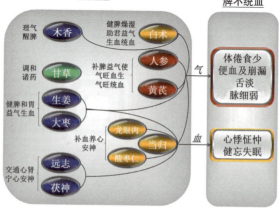

（三）气血（阴）双补

内补黄芪汤 明代王肯堂《证治准绳》	内补黄芪远志随，人参茯苓甘草姜枣汇； 桂冬当归地芍芎，生肌敛疮功效魁。 （肉麦 熟白川 人茯 生大）

内补黄芪汤 —温补气血，生肌敛疮→ 痈疽溃后气血两虚

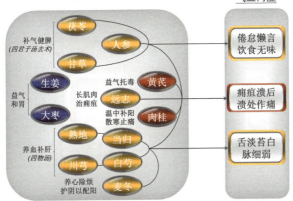

- 补气健脾（四君子汤去术）：茯苓、人参、甘草
- 益气和胃：生姜、大枣
- 长肌肉治痈疽／益气托毒：黄芪、远志
- 温中补阳散寒止痛：肉桂
- 养血补肝（四物汤）：熟地、当归、川芎、白芍
- 养心除烦护阴以配阳：麦冬

对应症状：
- 倦怠懒言 饮食无味
- 痈疽溃后 溃处作痛
- 舌淡苔白 脉细弱

八珍汤★★ 明代薛己《正体类要》	气血双补八珍汤，四君四物合成方； 煎加姜枣调营卫，气血亏虚服之康。

八珍汤 —益气补血→ 气血两虚证

- 健脾燥湿：白术、茯苓
- 行气活血使补而不滞：川芎
- 调和诸药：甘草
- 益气：人参
- 养血：熟地
- 养血和营：当归、白芍

对应症状：气短乏力 心悸眩晕 舌淡 脉细无力

045

十全大补汤
宋代太医局
《太平惠民和剂局方》

十全大补用八珍,加入肉桂四肢温;
更加黄芪益中气,气血阴阳补力胜。

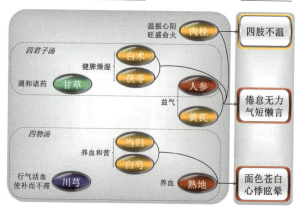

人参养荣汤
南宋时期陈言
《三因极一病证方论》

养荣八珍去川芎,黄芪肉桂陈皮从;
五味远志宁心智,补益气血安神用。

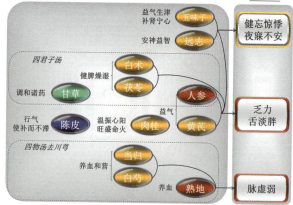

泰山磐石散
明代徐春甫《古今医统大全》

泰山磐石八珍全，去茯加芪芩断联；
再益糯米与砂仁，妇人胎动可安痊。
（黄黄续）

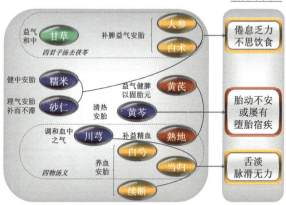

生脉散★★
金代张元素《医学启源》

生脉麦味与人参，保肺清心治暑淫；
气少汗多脉虚渴，病危脉绝急煎斟。
（五 冬子）

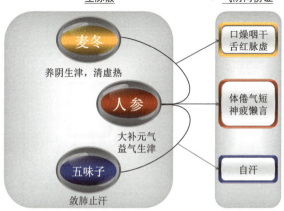

(四)补 阴

六味地黄丸★★★
北宋时期钱乙
《小儿药证直诀》

　　　　熟　　　　　牡　茯
六味地黄益肾肝,山茱丹泽苓淮山;
　　　　　知柏　　药
更加知柏成八味,阴虚火旺可煎餐。
养阴明目加杞菊,滋阴都气五味研;
肺肾两调金水生,麦冬加入长寿丸;
再入磁菖可潜阳,耳鸣耳聋俱可安。

六味地黄丸 —滋阴补肾→ 肾阴虚证

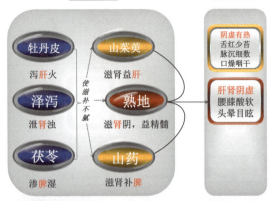

左归丸★★
明代张介宾《景岳全书》

　　　　　　　　山山　牛
左归丸内用熟地,枸杞药萸菟丝膝;
龟甲鹿角二胶合,壮水之主方第一。

左归丸 —滋阴补肾,填精益髓→ 真阴不足证

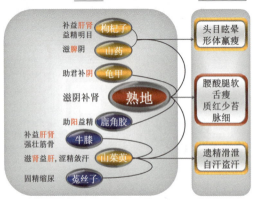

大补阴丸 ★★
元代朱震亨《丹溪心法》

大补阴丸熟地甲(龟),知柏脊髓蜜成方(黄猪母蜂);
咳嗽咯血骨蒸热,阴虚火旺制亢阳。

大补阴丸 —— 滋阴降火 → 阴虚火旺证

- 知母：滋肾润燥，清肺泻火 → **虚火刑金** 咳嗽咯血
- 猪骨、蜂蜜：填精补阴
- 熟地、龟甲：滋补真阴，补水以制火 → **肝肾阴虚 虚火内生** 骨蒸潮热 盗汗遗精
- 黄柏：苦寒坚阴，泄泻相火 → **阴虚火旺** 舌红少苔 尺脉数有力 心烦易怒

虎潜丸
元代朱震亨《丹溪心法》
★清代汪昂《医方集解》中多用当归、牛膝、羊肉

虎潜丸疗筋骨痿，下元虚冷精血亏；
黄龟白芍熟虎骨(柏板干地)，知母锁阳姜陈配(皮)。

虎潜丸 —— 滋阴降火，强壮筋骨 → 肝肾不足，阴虚内热之痿证

- 锁阳：温肾益精
- 知母：泻火清热 → 遗精 遗尿
- 干姜、陈皮：温中行气，使滋而不腻，补而不滞
- 黄柏、龟板：滋阴降火，益肾强骨 → 腰酸膝软 或眩晕耳鸣 舌红少苔 脉细弱
- 虎骨：强壮筋骨
- 熟地、白芍：滋阴养血，补益肝肾 → 筋骨痿弱 步履乏力

一贯煎 ★★
清代魏玉横《柳州医话》

一贯煎中生地黄,沙参麦冬归杞藏;
（北　　当枸）
少佐川楝泄肝气,阴虚胁痛此方良。

一贯煎 —滋阴疏肝→ 阴虚肝郁证

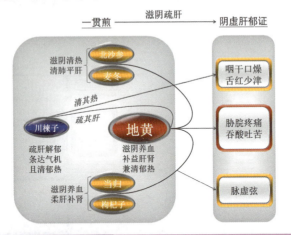

石斛夜光丸
元代倪维德《原机启微》

石斛夜光丸用枸杞,二冬二地膝丝苁;
（天麦　生熟牛菟肉子苁蓉）
蒺藜羚菊葙决明,黄连牛角清热用。
（青　　水）
（角花子）
川芎防风枳壳散,杏仁五味降浊功;
（人茯）
参苓山药甘草配,养阴明目元气共。

石斛夜光丸 —平肝息风,滋阴明目→ 肝肾不足 阴虚火旺

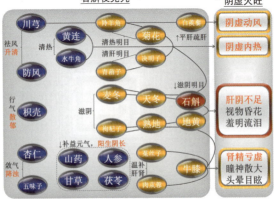

（五）补 阳

肾气丸 ★★★
汉代张仲景《金匮要略》

金匮肾气治肾虚，地黄山药及山萸；
　　　　　　　　　　　　　　茯
丹皮苓泽加桂附，水中生火在温煦。
　　泻　枝子

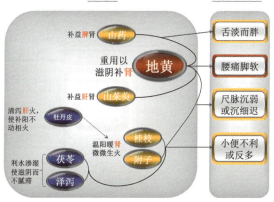

右归丸 ★★
明代张介宾《景岳全书》

　　　　　　　　　　肉
右归熟地杜仲随，附桂鹿角菟丝缀；
　　　　　　　　　　　子　胶
　　　　　　　　　　当枸
山药茱萸归杞养，益火之源此方魁。

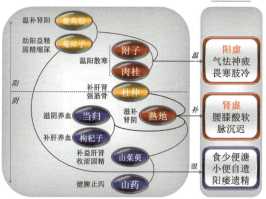

051

（六）阴阳并补

地黄饮子★★
金代刘完素
《黄帝素问宣明论方》

地黄饮萸麦味斛，苁戟附桂阴阳补；
远志茯苓石菖蒲，少入薄荷姜枣服；
喑厥风痱能治之，火归水中水生木。

（熟地黄饮、山萸、五味子、石斛、肉苁蓉、巴戟天、附子、肉桂阴阳补；冬、生大枣）

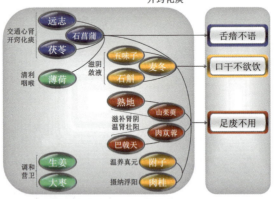

炙甘草汤★★
汉代张仲景《伤寒论》

炙甘草汤君地黄，麦麻滋阴姜桂阳；
参草胶枣补气血，虚劳肺痿服之昌。
（生地黄、生姜、桂枝、人参、甘草、阿胶、大枣、麦冬、麻仁）

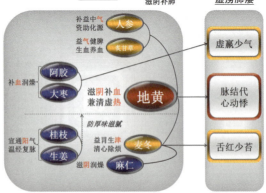

九、安神剂

（一）重镇安神

朱砂安神丸 ★★
金代李杲《医学发明》

朱砂安神东垣方，连草当归合地黄；
（黄甘）
怔忡不寐心烦乱，镇心泻火可复康。

朱砂安神丸 —镇心安神，泻火养阴→ 心火偏亢阴血不足证

- 黄连：苦寒泻火，清心除烦
- 朱砂：清心重镇以安神
- 甘草：调和诸药
- 地黄：滋阴清热
- 当归：甘润养血

心火亢：心烦神乱、惊悸

心阴虚：失眠多梦、怔忡、舌红、脉细数

磁朱丸
唐代孙思邈《备急千金要方》

磁朱丸中有神曲，安神潜阳治目疾；
（石砂）
心悸失眠皆可用，癫狂痫证服之宜。

磁朱丸 —重镇安神，聪耳明目→ 心肾不交证

- 朱砂：清心安神
- 磁石：益精潜阳 重镇安神
- 神曲：健脾和胃（防金石药碍胃）

心肾不交：心悸失眠

耳为肾窍：耳鸣耳聋
水不涵木：视物昏花

（二）补养安神

天王补心丹 ★★★
明代洪基《摄生秘剖》

补心地黄玄二冬，归丹血气参苓共；
（天麦当　人茯　参五参）
远朱柏子酸枣味，桔梗上载药效宏。
（志砂仁　仁子）

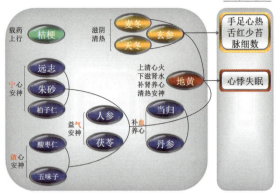

酸枣仁汤 ★★
汉代张仲景《金匮要略》

酸枣仁汤治失眠，川芎茯苓知草煎；
（甘母）
养血除烦清内热，安然入睡梦乡甜。

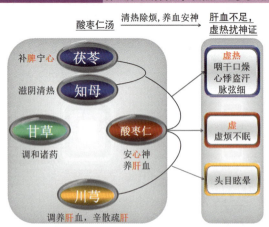

甘麦大枣汤
汉代张仲景《金匮要略》

金匮甘麦大枣汤,妇人脏躁喜悲伤;
精神恍惚常欲哭,养心安神效力彰。

九 安神剂

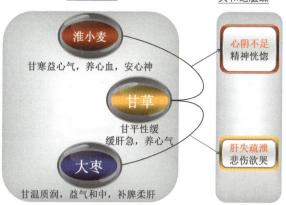

黄连阿胶汤
汉代张仲景《伤寒论》

黄连阿胶鸡子黄,黄芩白芍共成方;
火炽阴虚烦不眠,养阴泻火自然康。

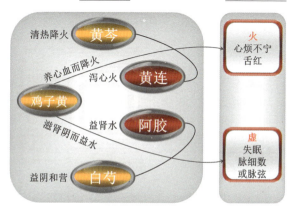

055

十、固涩剂

（一）固表止汗

牡蛎散 ★★
宋代太医局
《太平惠民和剂局方》

　　　　　　　　　小
阳虚自汗牡蛎散，黄芪浮麦麻黄根；
扑法芎藁牡蛎粉，或将龙骨牡蛎扪。

牡蛎散 —敛阴止汗,益气固表→ 体虚自汗、盗汗证

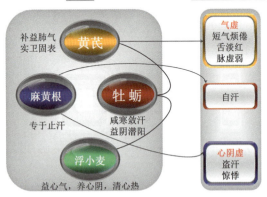

（二）敛肺止咳

九仙散 ★
明代虞抟《医学正传》

　　　　　　　人　乌五　桑
九仙散补阿胶参，罂粟梅味敛白承；
　　　　　　　　　子　皮
款冬贝母桔梗引，化痰止咳气自生。

九仙散 —敛肺止咳,益气养阴→ 久咳伤肺 气阴两虚证

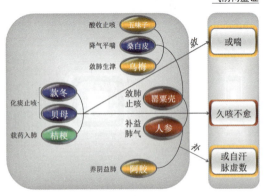

（三）涩肠固脱

真人养脏汤★★
宋代太医局
《太平惠民和剂局方》

养脏罂粟桂豆诃，参术木香健脾和；
当归芍草止腹痛，脱肛久痢早煎可。

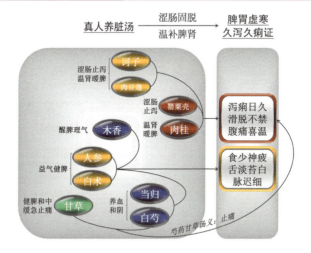

四神丸★★
明代王肯堂《证治准绳》

四神骨脂吴茱萸，肉蔻除油五味具；
大枣生姜同煎合，五更肾泄最相宜。

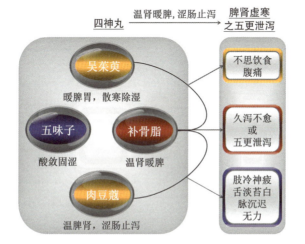

（四）涩精止遗

金锁固精丸
清代汪昂《医方集解》

金锁固精沙菀子，龙牡莲须芡涩之；
　　　　　　　　骨蛎　　实
莲粉糊丸盐酒下，涩精秘气滑遗治。

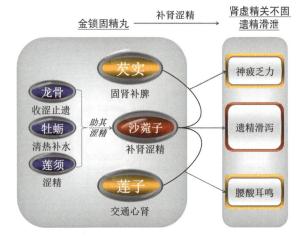

桑螵蛸散★★
北宋时期寇宗奭《本草衍义》

　　　　　　　　　　人当
桑螵蛸散治便数，参归龙骨同龟壳；
菖蒲远志及茯神，补肾宁心效亦可。

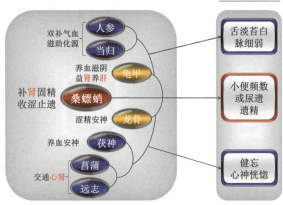

缩泉丸	缩泉丸治小便频，膀胱虚寒遗尿斟；
南宋时期陈自明《妇人良方》	乌药益智各等分，山药糊丸效更珍。

缩泉丸 —温肾祛寒,缩尿止遗→ 下元虚寒之小便频数证

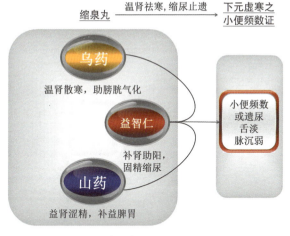

（五）固崩止带

固冲汤★★	山
中华民国张锡纯	固冲汤中海蛸茱，五倍棕榈与龙牡；
《医学衷中参西录》	黄白　白萸　子皮骨蛎
	芪术补敛芍茜草，崩中漏下疗疾苦。

固冲汤 —益气健脾,固冲摄血→ 冲脉不固

收敛固涩以治其标：牡蛎、龙骨、五倍子、棕榈皮

养血敛阴活血止血止血不留瘀：茜草、白芍

收敛止血：海螵蛸

补益肝肾敛阴养血：山茱萸

补气健脾固冲摄血：黄芪、白术

→ 血崩 月经过多 色淡质稀

→ 心悸气短 舌质淡 脉细弱 或虚大者

固经丸 ★★
明代李梴《医学入门》

固经龟甲白芍君，椿皮黄芩黄柏群；
香附酒丸调气血，漏下崩中色黑殷。

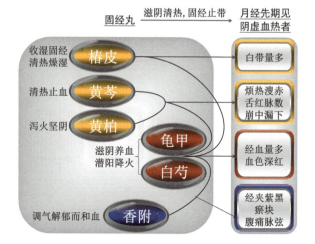

易黄汤 ★★
明代傅山《傅青主女科》

易黄山药与芡实，白果黄柏车前子；
能消带下黏稠秽，补肾清热又祛湿。

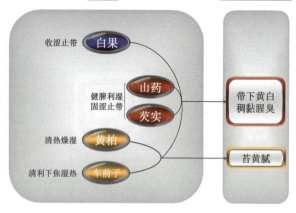

震灵丹 宋代太医局 《太平惠民和剂局方》	震灵丹用禹余粮,赤石代赭止血强; 　　　　　　紫朱　　脂石 五灵乳没石英砂,冲任虚寒崩漏良。 脂香药

震灵丹 —— 止血化瘀 → 冲任虚寒
瘀阻胞宫之崩漏带下证

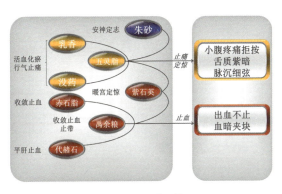

十一、开窍剂

(一)凉 开

安宫牛黄丸 ★ 清代吴瑭《温病条辨》	黄黄 安宫牛黄犀雄黄,芩连栀郁冰麝香; 　　　　角　　　　子金片 朱砂金箔珍珠镇,热闭心包功效良。

安宫牛黄丸 ——清心开窍,豁痰解毒→ 温热病
邪热内陷心包证

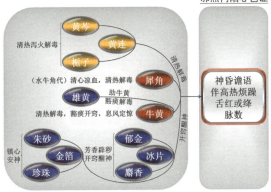

紫雪丹 ★
宋代太医局
《太平惠民和剂局方》

> 寒　石　朴　　甘
> 紫雪羚犀水滑膏，二硝泻热升玄草；
> 　角角石石　石　麻参
> 丁沉木麝朱磁石，不用赤金法亦超。
> 香香香香砂

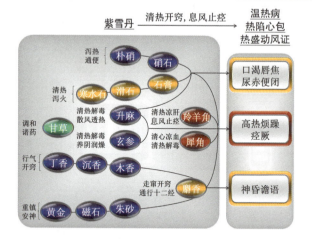

至宝丹 ★
宋代太医局
《太平惠民和剂局方》

> 　　　　　雄
> 至宝牛黄玳犀黄，安息冰片共麝香；
> 　　　　瑁角　　香
> 朱砂琥珀安心神，化痰清热开窍良。

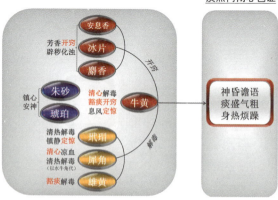

(二)温 开

苏合香丸 ★
宋代太医局
《太平惠民和剂局方》

苏合香冰麝息香,丁木沉乳檀附芳;
   片 白
   香 香
安香   香香香香香
犀角解毒诃术敛,朱砂荜茇中恶尝。
      子

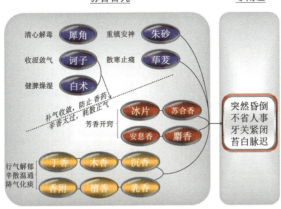

紫金锭
明代万全《片玉心书》

紫金锭用麝香开,慈菇化痰又解毒;
千金大雄朱五倍,祛痰逐秽惊风除。
 子戟黄砂 子

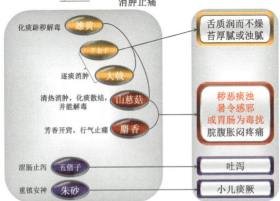

十二、理气剂

（一）行　气

越鞠丸 ★★★
元代朱震亨《丹溪心法》

越鞠丸治六般郁，气血痰火湿食盛；
芎苍香附兼栀曲，气畅郁舒痛闷伸；
（川芎 苍术 香附 栀子 神曲）
又六郁汤苍芎附，甘苓橘半栀砂仁。

越鞠丸 —行气解郁→ 气郁所致之六郁证

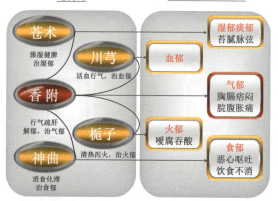

柴胡疏肝散 ★
明代叶文龄《医学统旨》

柴胡疏肝散芎附芍，枳壳陈皮和甘草；
（川 香 白）
疏肝行气兼活血，胁肋疼痛立能消。

柴胡疏肝散 —疏肝解郁，行气止痛→ 肝气郁滞

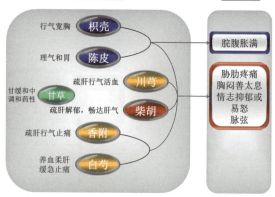

瓜蒌薤白白酒汤
汉代张仲景《金匮要略》

瓜蒌薤白白酒汤，胸痹胸闷痛难当；
喘息短气时咳唾，难卧当加半夏良。

十二 理气剂

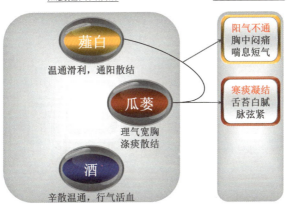

枳实薤白桂枝汤
汉代张仲景《金匮要略》

枳实薤白桂枝汤，厚朴瓜蒌合成方；
胸阳不振痰气结，通阳散结下气强。

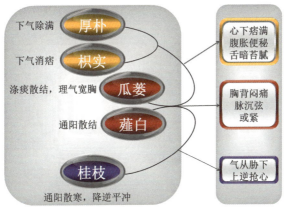

半夏厚朴汤 ★★
汉代张仲景《金匮要略》

半夏厚朴痰气疏,茯苓生姜共紫苏;
加枣同煎名四七,痰凝气滞皆能除。

半夏厚朴汤 —行气散结,降逆化痰→ 梅核气之痰气互结证

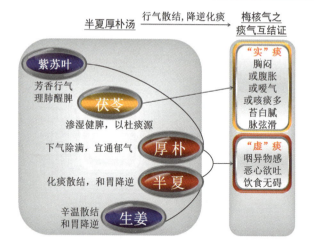

枳实消痞丸
金代李杲《兰室秘藏》

枳实消痞丸厚朴,干姜夏调和黄连入;
四君麦芽治食少,清热破结补虚足。

枳实消痞丸 —行气消痞,健脾和胃→ 脾虚气滞寒热互结证

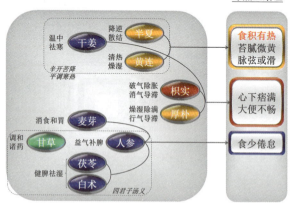

厚朴温中汤 ★★
金代李杲《内外伤辨惑论》

厚朴温中草豆蔻,干姜、茯苓、甘草陈皮行木香;
煎服加姜治腹痛,虚寒胀满用皆良。

十二 理气剂

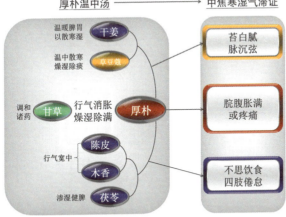

金铃子散
北宋时期王怀隐、陈昭遇等《太平圣惠方》

金铃子散止痛方,玄胡酒调效更强;
疏肝清热行气血,心腹胸胁痛经匡。

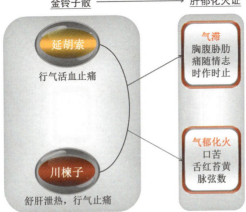

天台乌药散 ★★
金代李杲《医学发明》

```
         小高        川       槟
天台乌药茴良姜,巴豆制楝青木榔;
         香          子皮香
行气疏肝且暖下,寒疝腹痛是良方。
```

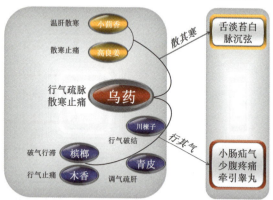

橘核丸
南宋时期严用和《济生方》

```
         海海      川   厚
橘核丸中藻带昆,木楝枳朴行气浑;
延 桃  肉木布  香子实
胡 活血桂通湿,颓疝痛顽盐酒吞。
索仁
```

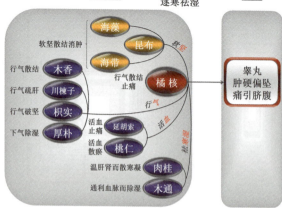

十二 理气剂

暖肝煎 ★
明代张介宾《景岳全书》

> 暖肝煎中乌药君,生姜肉桂沉香小茴当归枸杞茯苓;
> 下焦虚寒苦疝气,温补肝肾痛自定。

暖肝煎 —— 温补肝肾,行气止痛 —→ 肝肾虚寒证

- 生姜 —— 散寒和胃
- 肉桂 —— 温肾散寒
- 沉香、小茴香 —— 行气止痛（通其不通）
- 乌药 —— 温肾散寒,行气止痛（寒者不寒）
- 当归、枸杞子 —— 温补肝肾,益精养血
- 茯苓 —— 渗湿健脾

主治：
- 畏寒喜温,得温痛减,舌淡苔白,脉沉迟
- 睾丸或少腹疼痛

（二）降 气

苏子降气汤 ★★★
宋代太医局《太平惠民和剂局方》

> 苏子降气草前胡,姜夏降逆行厚朴;
> 当归肉桂纳气血,上实下虚痰喘除。

苏子降气汤 —— 降气平喘,祛痰止咳 —→ 上实下虚之咳喘证

- 生姜 —— 宣肺散寒,和胃降逆
- 半夏 —— 降逆化痰
- 前胡 —— 化痰止咳
- 甘草 —— 调和诸药
- 紫苏子 —— 降气平喘,祛痰止咳
- 当归、肉桂 —— 温肾祛寒,养血和血,温补下元,纳气平喘
- 厚朴 —— 行气除满

主治：
- 痰多稀白,舌苔白滑或白腻
- 咳喘气急
- 胸膈满闷

定喘汤 ★★
明代张时彻《摄生众妙方》

定喘白果与麻黄，款冬半夏杏苏汤；
（紫仁）（桑子）
白皮黄芩兼甘草，肺寒膈热哮喘尝。

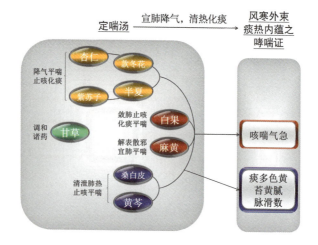

旋覆代赭汤 ★★
汉代张仲景《伤寒论》

旋覆代赭重用姜，半夏人参草枣尝；
（生）（甘大）
降逆化痰益胃气，胃虚痰阻痞噫康。

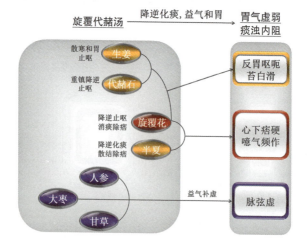

橘皮竹茹汤
汉代张仲景《金匮要略》

橘皮竹茹治呃逆,生姜人参^{甘大}草枣齐;
胃虚有热气冲上,益气清热降逆宜。

十三 理血剂

橘皮竹茹汤 —降逆止呃,益气清热→ 胃虚有热之呃逆

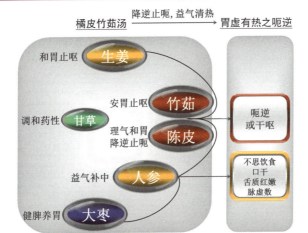

十三、理 血 剂

（一）活血祛瘀

桃核承气汤 ★★
汉代张仲景《伤寒论》

桃核承气草桂枝,大黄芒硝泻热极;
热结膀胱小腹胀,如狂蓄血最相宜。

桃核承气汤 —泻热逐瘀→ 下焦蓄血证

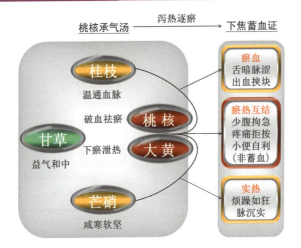

血府逐瘀汤 ★★★
清代王清任《医林改错》

血府逐瘀桃红齐，川芎赤芍当归地^生；
柴胡牛膝枳桔草^{仁花甘}_{壳梗}，行气活血瘀病宜。

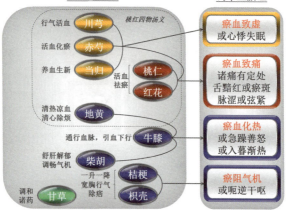

补阳还五汤 ★★★
清代王清任《医林改错》

补阳还五归地龙^当，赤芍川芎加桃红^{仁花}；
生芪四两为君药^黄，补气活血治中风。

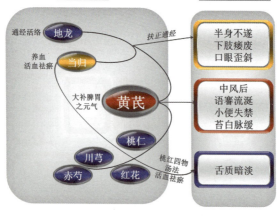

复元活血汤★★	复元活血汤大黄，当归山甲桃红俱；
金代李杲《医学发明》	天花粉柴胡疏甘草，损伤瘀血酒煎祛。 （天花粉）（仁花）

十三 理血剂

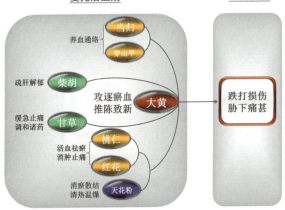

七厘散	七厘散治跌打伤，血竭红花冰麝香；
清代项天瑞《同寿录》	（片） 乳没儿茶朱砂末，外敷内服功见长。 （香药）

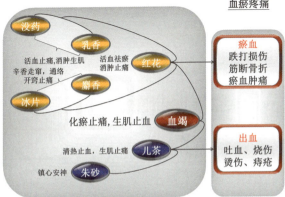

073

温经汤 ★★
汉代张仲景《金匮要略》

温经汤用桂萸芎，归芍丹皮阿胶冬；
参草姜夏调气血，暖宫祛瘀在温通。

（吴川 当赤牡 麦 人甘生半枝）

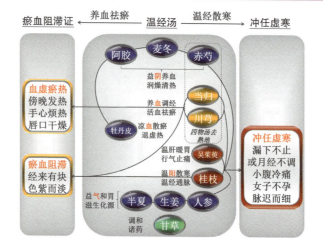

生化汤 ★★
明代傅山《傅青主女科》

生化汤宜产后尝，归芎桃草酒炮姜；
恶露不行少腹痛，温养活血最见长。

（当川 甘黄 仁）

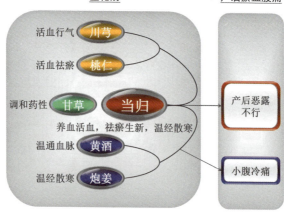

桂枝茯苓丸 ★★
汉代张仲景《金匮要略》

金匮桂枝茯苓丸，桃仁芍药和牡丹；
等分为末蜜丸服，缓消癥块胎可安。

十三 理血剂

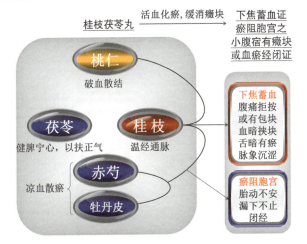

失笑散 ★
宋代太医局
《太平惠民和剂局方》

失笑灵脂蒲黄同，等量为散酽醋冲；
肝经瘀滞心腹痛，祛瘀止痛建奇功。

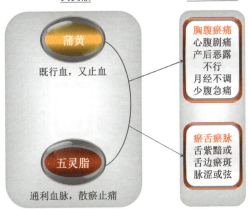

075

活络效灵丹
中华民国张锡纯
《医学衷中参西录》

活络效灵用当归，乳香没药丹参行；
活血通络止痛好，瘀滞诸痛服之定。

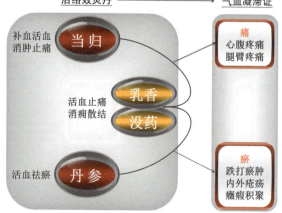

大黄䗪（蟅）虫丸
汉代张仲景《金匮要略》

（土鳖虫）　　　　　　　　　干
大黄䗪虫桃杏仁，水蛭虻虫漆蛴螬；
　　　　　　黄生白甘仁
芩地芍草和丸服，去瘀生新干血疗。

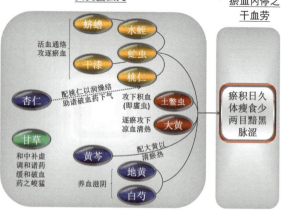

（二）止 血

十灰散 ★
元代葛可久《十药神书》

十灰散用大小蓟，侧柏茅根茜棕丹皮；
叶叶白牡荷草桐
山栀大黄俱为灰，上部出血此方宜。

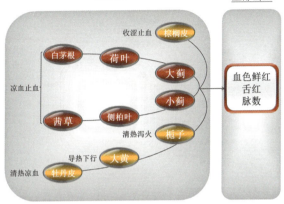

咳血方 ★★★
元代朱震亨《丹溪心法》

咳血方中诃子收，海石瓜蒌栀子投；
青黛蜜丸口噙化，咳嗽痰血服无忧。

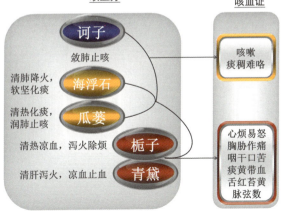

小蓟饮子★★
南宋时期严用和《济生方》

小蓟饮子藕蒲黄，木通滑石生地襄；
归草黑栀淡竹叶，血淋热结服之良。
（当归 甘草 栀子）

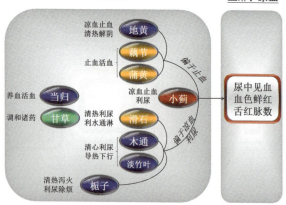

槐花散★
南宋时期许叔微《本事方》

槐花散用治肠风，侧柏黑荆枳壳充；
为末等分米饮下，宽肠凉血逐风功。

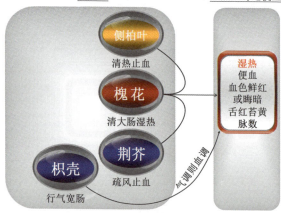

黄土汤 ★★
汉代张仲景《金匮要略》

黄生阿
黄土汤用芩地胶,附子白术甘草尝;
温阳健脾能摄血,吐衄便崩服之康。

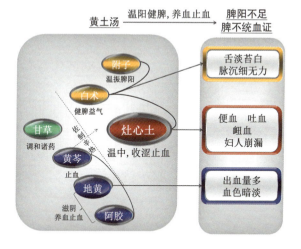

胶艾汤
汉代张仲景《金匮要略》

胶艾汤中四物先,阿胶艾叶甘草全;
妇人良方间胶艾,胎动血漏腹痛痊;
胶艾四物加香附,方名妇宝调经专。

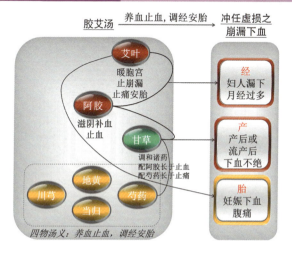

十四、治风剂

(一) 疏散外风

川芎茶调散 ★★★
宋代太医局
《太平惠民和剂局方》

川芎茶调薄荆防，细辛白芷甘草羌；
　　　　　荷芥风　　　　　　　活
目昏鼻塞风攻上，正偏头痛悉平康。

川芎茶调散 —— 疏风止痛 → 外感风邪头痛

- 薄荷：清利头目，祛风散热
- 荆芥、防风：疏散上部风邪
- 羌活：治太阳经头痛
- 甘草：调和诸药
- 白芷：治阳明经头痛
- 川芎：治少阳厥阴头痛
- 细辛：散寒止痛，治少阴经头痛

风邪袭表：恶寒发热，苔白脉浮
太阳头痛：项背痛
阳明头痛：正头痛，鼻塞
少阳厥阴头痛：头眩，偏头痛，巅顶头痛

大秦艽汤 ★
金代刘完素
《素问病机气宜保命集》

　　　　　　细白黄生
大秦艽汤羌独防，辛芷芩地石膏降；
　　　　　活活风
　　　　　白茯甘
四物熟地术苓草，风邪散见可通尝。

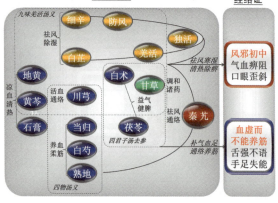

大秦艽汤 —— 祛风清热，养血活血 → 风邪初中经络证

- 九味羌活汤义：细辛、防风、白芷、羌活、独活（祛风除湿）
- 凉血清热：地黄、黄芩、石膏
- 活血通络：川芎
- 养血柔筋：当归、白芍、熟地（四物汤义）
- 益气健脾：白术、甘草、茯苓（四君子汤去参）
- 祛风通络：秦艽
- 调和诸药：甘草

祛风寒湿，清热除痹：风邪初中，气血痹阻，口眼歪斜
补气血足，通络养筋：血虚而不能养筋，舌强不语，手足失能

十四 治风剂

小活络丹★
宋代太医局
《太平惠民和剂局方》

小活络丹天南星，二乌乳没加地龙；（川草）
寒湿瘀血成痹痛，搜风活血络脉通。（香药）

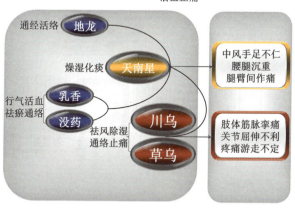

小活络丹 —— 祛风除湿，化痰通络，活血止痛 → 风寒湿痹

- 地龙：通经活络
- 天南星：燥湿化痰
- 乳香、没药：行气活血，祛瘀通络
- 川乌、草乌：祛风除湿，通络止痛

中风手足不仁 腰腿沉重 腿臂间作痛

肢体筋脉挛痛 关节屈伸不利 疼痛游走不定

牵正散★★
南宋时期杨倓《杨氏家藏方》

牵正散是杨家方，白附全蝎与僵蚕；
服用少量热酒下，口眼㖞斜定能安。

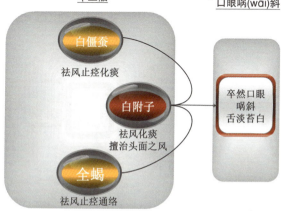

牵正散 —— 祛风化痰，通络止痉 → 风痰阻络之口眼㖞(wāi)斜

- 白僵蚕：祛风止痉化痰
- 白附子：祛风化痰，擅治头面之风
- 全蝎：祛风止痉通络

卒然口眼㖞斜 舌淡苔白

消风散 ★★
明代陈实功《外科正宗》

消风散内用荆防，蝉牛蒡木通苦参苍；
当生火石芥风蜕子　　　　术
归地黄麻膏知甘草，风疹湿疹服之康。
　仁　　　母

消风散 —— 疏风养血，清热除湿 —→ 风毒湿热之风疹，湿疹

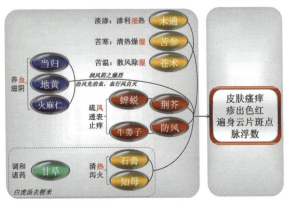

（二）平息内风

羚角钩藤汤 ★★★
清代俞根初《通俗伤寒论》

俞氏羚角钩藤汤，桑菊茯神甘草良；
　　　　　　　　白　　叶花
川贝竹茹芍鲜地，肝热生风急煎尝。

羚角钩藤汤 —— 凉肝息风，增液舒筋 —→ 肝热生风证

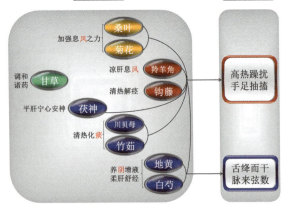

镇肝熄风汤
民国张锡纯
《医学衷中参西录》

镇肝熄风膝草用,龙牡代赭芍天冬;
牛甘　　　　　　白　　骨蛎
玄参龟板茵麦楝,肝风内动有奇功。
　　　　　陈芽子
　　　　　　　川

镇肝熄风汤 —镇肝熄风,滋阴潜阳→ 肝阳上亢气血上逆之类中风

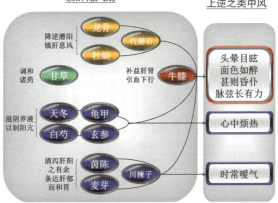

天麻钩藤饮★★
明代王肯堂《杂病证治新义》

天麻钩藤石决明,栀芩杜寄牛膝并;
　　　　　　　　　黄桑
夜藤茯神益母草,头痛眩晕失眠宁。
　　　　　　　　　子仲生

天麻钩藤饮 —平肝息风,清热活血 补益肝肾→ 肝阳偏亢 肝风上扰证

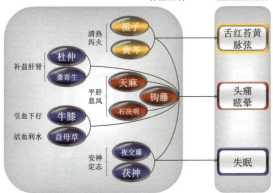

大定风珠★★★
清代吴瑭《温病条辨》

大定风珠鸡子黄,胶麦地芍柔肝阴;（阿胶 白芍 麦冬 地黄）
麻仁五味化甘草,牡蛎龟鳖息风定。

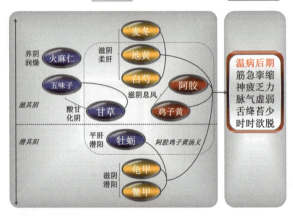

阿胶鸡子黄汤
清代俞根初《通俗伤寒论》

阿胶鸡子黄汤好,地芍络石藤甘草;（白芍）
钩藤决明茯牡蛎,阴虚风动此方保。（石决明 茯神）

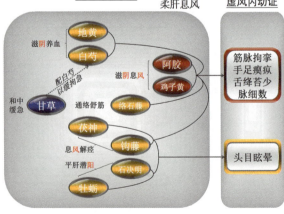

十五、治燥剂

（一）轻宣外燥

杏苏散 ★★
清代吴瑭《温病条辨》

杏苏散用半夏苓，陈枳前胡宣降定；
（紫苏叶　茯苓　　陈枳壳）
甘草桔梗与姜枣，凉燥咳嗽立能停。

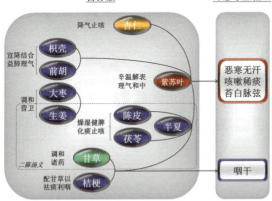

桑杏汤 ★
清代吴瑭《温病条辨》

桑杏汤中豆豉栀，沙参贝母润梨皮；
（叶仁　　　　子）
身热咽干咳痰少，辛凉甘润燥能医。

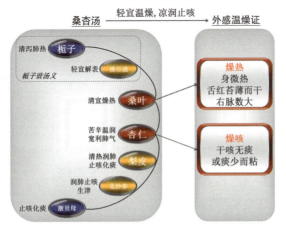

清燥救肺汤★★
清代喻昌《医门法律》

清燥救肺石杏杷,参草麦冬胶胡麻;
经霜收下冬桑叶,清燥润肺效可夸。

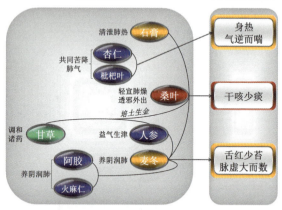

（二）滋阴润燥

增液汤
清代吴瑭《温病条辨》

增液玄参与地冬,温病津枯便不通;
滋阴润燥须重用,增水行舟方建功。

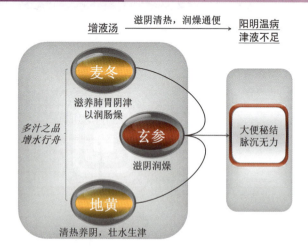

麦门冬汤 ★★★
汉代张仲景《金匮要略》

麦门冬汤用半夏,甘大草枣粳米合人参;
肺痿咳逆因虚火,益胃生津此方珍。

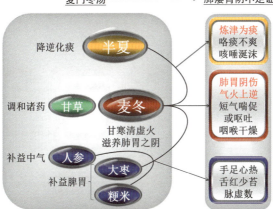

养阴清肺汤
清代郑梅涧《重楼玉钥》

养阴清肺地麦玄,川贝甘草丹皮芍;白
薄荷共煎利咽膈,阴虚白喉服之好。黄冬参

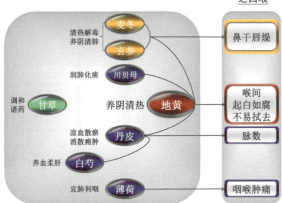

百合固金汤 ★★
清代汪昂《医方集解》

　　　　　　　生熟　当白川
百合固金二地黄，归芍贝母甘桔藏；
　　　　　　　　　　草梗
玄参麦冬百合配，喘咳痰血肺家伤。

百合固金汤 —— 养阴润肺,止咳化痰 → 肺肾阴虚 虚火上炎 之咳血证

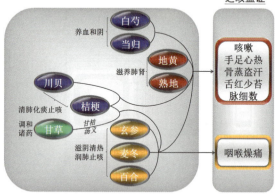

玉液汤 ★★
中华民国张锡纯《医学衷中参西录》

　　　　　　　　五
玉液黄芪山药味，花粉知葛鸡内金；
　　　　　　　　子　　母根
消渴口干溲多数，补脾固肾益气阴。

玉液汤 —— 益气生津,润燥止渴 → 气不布津 肾虚胃燥之消渴

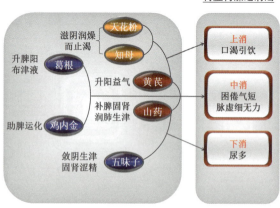

琼玉膏
南宋时期洪遵《洪氏集验方》

琼玉膏用生地黄，人参茯苓白蜜糖；
合成膏剂缓缓服，干咳咯血虚劳尝。

十六 祛湿剂

琼玉膏 —滋阴润肺，益气补脾→ 气阴不足 肺虚干咳

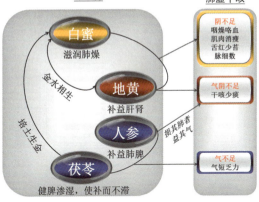

十六、祛湿剂

（一）化湿和胃

平胃散★★
宋代太医局
《太平惠民和剂局方》

厚
平胃散是苍术朴，陈皮甘草四药扩；
生姜大枣除呕恶，调胃诸方加减活。
或合二陈或五苓，硝黄麦曲均堪着；
若合小柴名柴平，少阳湿疟治不错。
又不换金正气散，即是此方加夏藿。

平胃散 —燥湿健脾，行气和胃→ 湿滞脾胃证

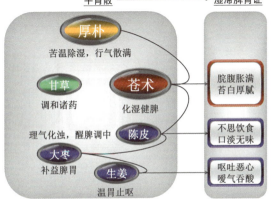

藿香正气丸 ★★★
宋代太医局
《太平惠民和剂局方》

> 藿香正气白芷苏,甘桔夏朴皮大腹;
> （紫 半厚 茯白 生大 草梗）
> 陈皮苓术加姜枣,风寒湿滞并能除。

藿香正气丸 —— 解表化湿,理气和中 → 外感风寒内伤湿滞证

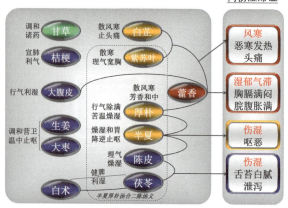

（二）清热祛湿

茵陈蒿汤 ★★★
汉代张仲景《伤寒论》

> 茵陈蒿汤治黄疸,阴阳寒热细推详;
> 阳黄大黄栀子入,阴黄附子与干姜;
> 亦有不用茵陈者,仲景柏皮栀子汤。

茵陈蒿汤 —— 清热利湿退黄 → 湿热黄疸

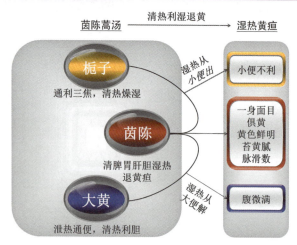

八正散 ★★
宋代太医局
《太平惠民和剂局方》

八正萹蓄瞿麦联,车前木通滑石研;
甘草灯心黄栀子(大),温热痛淋宜服煎。

八正散 —— 清热泻水,利水通淋 → 湿热淋证

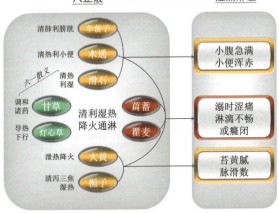

二妙散 ★
元代朱震亨《丹溪心法》

二妙散中苍柏煎(黄),若云三妙牛膝添;
再加苡仁名四妙(术),湿热下注痿痹痊。

二妙散 —— 清热燥湿 → 湿热下注

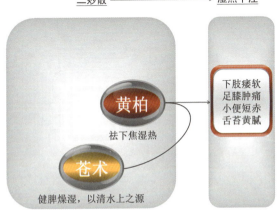

当归拈痛汤 ★
金代李杲《兰室秘藏》

当归拈痛麻风根，羌活知母与茵陈；
（升防葛）
芩苦猪泽疗疮疡，二术参草治根本。
（黄 苍白人甘）
（参苓泻）

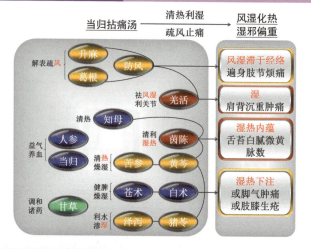

三仁汤 ★★★
清代吴瑭《温病条辨》

三仁杏蔻薏苡仁，朴夏通草滑竹伦；
（白 厚半 仁仁 石叶）
水用甘澜扬百遍，湿温初起法堪遵。

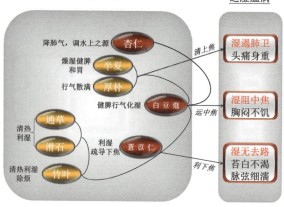

十六 祛湿剂

甘露消毒丹 ★★
清代王孟英《温热经纬》

甘露消毒蔻菖蒲（白蔻），茵陈滑石木通襄；
黄连香仁蒲，
芩翘贝母射干薄（荷），湿温时疫是主方。

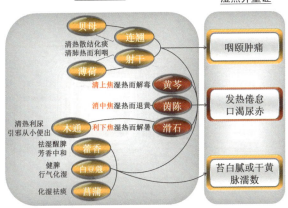

连朴饮 ★
清代王士雄《霍乱论》

黄厚豆，
连朴饮内栀子豉，芦根生津疗溺赤；
半夏菖蒲健脾运，湿热霍乱此方施。

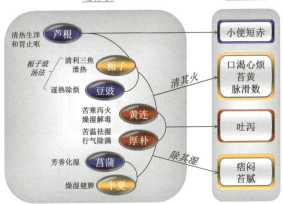

093

（三）利水渗湿

五苓散 ★★
汉代张仲景《伤寒论》

五苓散治太阳府，白术泽泻猪茯苓；
膀胱化气添官桂，利便消暑烦渴清。
除桂名为四苓散，无寒但渴服之灵；
猪苓汤除桂与术，加入阿胶滑石停；
此为和湿兼泻热，黄疸便闭渴呕宁。

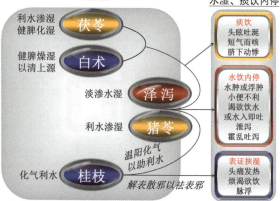

猪苓汤 ★★
汉代张仲景《伤寒论》

猪苓汤内二苓全，泽泻滑石阿胶添；
利水育阴兼泻热，溺秘心烦呕渴痊。

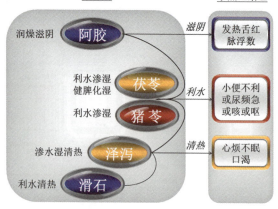

防己黄芪汤 ★★
汉代张仲景《金匮要略》

　　　　　　　　　　白甘生大
防己黄芪金匮方，术草姜枣共煎尝；
此治风水与风湿，身重汗出服之良。

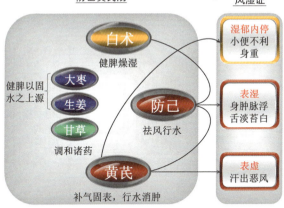

五皮饮
(托名)东汉时期华佗
《华氏中藏经》

　　　　　　　　生茯桑
五皮饮用五般皮，陈姜苓白大腹奇；
　　　　　　　　皮皮皮皮　皮
或用五加易桑白，脾虚肤胀此方司。

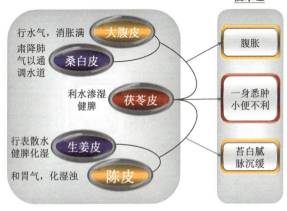

（四）温化水湿

苓桂术甘汤★★
汉代张仲景《伤寒论》

苓桂术甘是经方，中阳不足痰饮猖；
悸眩咳逆胸胁满，温阳化饮功效彰。
（茯苓、桂枝、白术、甘草）

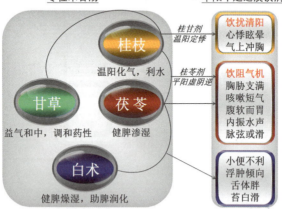

真武汤★★
汉代张仲景《伤寒论》

真武汤壮肾中阳，附子术苓芍生姜；
少阴腹痛有水气，悸眩瞤惕保安康。
（白术、茯苓、白芍）

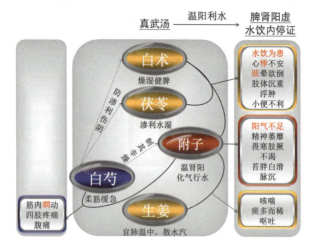

实脾饮
元代危亦林《世医得效方》

实脾附子与干姜,白术茯苓瓜果随;
厚朴木香草大腹,煎加姜枣疗阴水。
（木草、甘、生大）

十六 祛湿剂

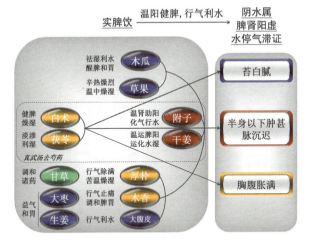

实脾饮 —温阳健脾,行气利水→ 阴水属脾肾阳虚水停气滞证

- 祛湿利水醒脾和胃：木瓜
- 辛热燥烈温中燥湿：草果
- 健脾燥湿：白术
- 淡渗利湿：茯苓
- 温肾助阳化气行水：附子
- 温运脾阳运化水湿：干姜

真武汤去芍药

- 调和诸药：甘草
- 行气除满苦温燥湿：厚朴
- 益气和胃：大枣
- 行气止痛调和脾胃：木香
- 生姜
- 行气利水：大腹皮

→ 苔白腻
→ 半身以下肿甚 脉沉迟
→ 胸腹胀满

萆薢分清饮 ★
元代朱震亨《丹溪心法》

萆薢分清石菖蒲,益智仁与乌药俱;
或益茯苓盐煎服,通心固肾浊精驱;
缩泉益智同乌药,山药糊丸便数需。

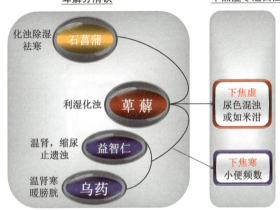

萆薢分清饮 —温暖下元,分清化浊→ 下焦虚寒之白浊

- 化浊除湿祛寒：石菖蒲
- 利湿化浊：萆薢
- 温肾,缩尿止遗浊：益智仁
- 温肾寒暖膀胱：乌药

→ 下焦虚 尿色混浊或如米泔
→ 下焦寒 小便频数

（五）祛风胜湿

羌活胜湿汤 ★★
金代李杲《内外伤辨惑论》

甘　川
羌活胜湿独活草，蔓荆芎藁本防风；
湿气在表头腰重，发汗升阳有异功。
风能胜湿升能降，不与行水渗湿同；
若除独活芎蔓草，除湿升麻苍术充。

羌活胜湿汤 —— 祛风胜湿 → 风湿在表证

- 调和诸药：甘草
- 祛风散邪止头痛：蔓荆子
- 活血行气祛风止痛：川芎
- 祛风胜湿善止头痛：藁本、防风
- 祛风除湿通利关节：羌活、独活

→ 头痛身重 苔白脉浮
→ 头项肩背腰脊重痛 难以转侧

独活寄生汤 ★★★
唐代孙思邈《备急千金要方》

秦细防
独活寄生艽辛风，杜仲牛膝肉桂温；
当生白川人茯甘
归地芍芎参苓草，冷风顽痹屈能伸；
若去人参加芪续，汤名三痹古方珍。

独活寄生汤 —— 祛风湿止痹痛 益肝肾，补气血 → 肝肾两亏 气血不足之痹证

- 祛风寒湿邪：秦艽、细辛、防风
- 温通血脉：肉桂
- 祛下焦风寒湿邪：独活
- 祛风湿补肝肾：寄生
- 补益肝肾：牛膝、杜仲
- 益肝养血：白芍、当归
- 活血散风：川芎、地黄
- 调和诸药：甘草
- 补气养血：人参
- 温补脾气生化气血：茯苓

（八珍汤去术）

→ 畏寒喜温
→ 腰膝疼痛
→ 麻木不仁 舌淡苔白 脉细弱

十七、祛痰剂

（一）燥湿化痰

二陈汤 ★★
宋代太医局
《太平惠民和剂局方》

二陈半夏与陈皮，益以梅姜苓草臣；
（乌生茯甘）
利气调中兼去湿，一切痰饮此为珍；
导痰汤内加星枳，顽痰胶固力能胜。

二陈汤 —— 燥湿化痰,理气和中 —— 湿痰证

- 生姜：化痰止呕
- 陈皮：理气燥湿，顺气消痰
- 乌梅：收敛肺气，力专止咳
- 半夏：健脾燥湿，降逆化痰，和胃止呕
- 甘草：调和诸药
- 茯苓：健脾渗湿，化痰

主治：
- 胸膈痞闷，恶心呕吐
- 咳嗽痰多，色白易咯，舌苔白腻，脉滑
- 肢体困倦，头眩心悸

温胆汤 ★★
南宋时期陈言
《三因极一病证方论》

温胆汤中苓夏陈，竹枳甘草加姜枣；
（茯半　　　　　　生大）
（　皮茹实）
虚烦不眠舌苔腻，此系胆虚痰热扰。

温胆汤 —— 理气化痰,清胆和胃 —— 胆胃不和痰热内扰证

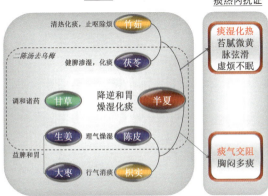

- 竹茹：清热化痰，止呕除烦
- 茯苓：健脾渗湿，化痰（二陈汤去乌梅）
- 甘草：调和诸药
- 半夏：降逆和胃，燥湿化痰
- 生姜、陈皮：理气燥湿
- 大枣、枳实：行气消痰（益脾和胃）

主治：
- 痰湿化热：苔腻微黄，脉弦滑，虚烦不眠
- 痰气交阻：胸闷多痰

（二）清热化痰

清气化痰丸★★
明代吴昆《医方考》

清气化痰天南星，黄瓜杏苓陈枳实；
（苓=茯苓，蒌=蒌仁，皮=陈皮）
半夏姜汁为丸糊，气顺火消痰自失。

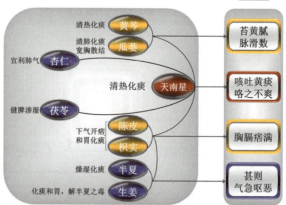

小陷胸汤★★
汉代张仲景《伤寒论》

小陷胸汤连夏蒌，宽胸散结涤痰优；
痰热内结痞满痛，苔黄脉滑此方求。

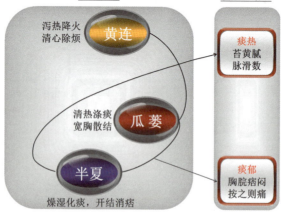

（三）温化寒痰

苓甘五味姜辛汤 ★
汉代张仲景《金匮要略》

苓甘五味姜辛汤，温肺化饮常用方；
半夏杏仁均可加，寒痰水饮咳嗽康。

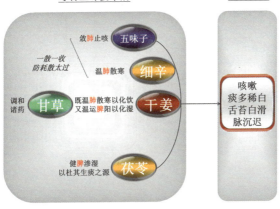

三子养亲汤 ★
明代韩懋《韩氏医通》

三子养亲用紫苏，配伍白芥与莱菔；
老人痰多饮食少，咳喘胸闷一并除。

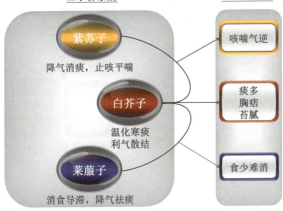

（四）润燥化痰

贝母瓜蒌散 ★★
清代程国彭《医学心悟》

贝母瓜蒌天花粉，桔梗茯苓橘红增；
咳嗽咽干痰难咯，润燥化痰病自清。

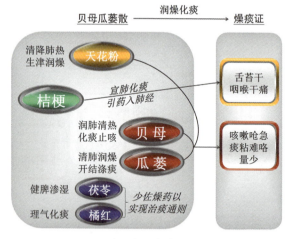

（五）化痰息风

半夏白术天麻汤 ★★
清代程国彭《医学心悟》

半夏白术天麻汤，茯甘橘红枣生姜；
眩晕头痛风痰盛，太阴痰厥头痛良。

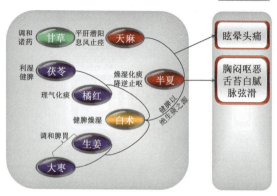

止嗽散 ★★
清代程国彭《医学心悟》

止嗽散用百部菀,甘桔白前荆陈研;（紫草梗 芥皮）
止咳化痰兼透表,姜汤调服不用煎。

止嗽散 —— 宣利肺气,疏风止咳 —— 风邪犯肺证

- 甘草 调和诸药 — 利咽止咳 — 咽痒
- 桔梗 宣肺 — 止咳化痰 — 咯痰不爽
- 白前 降气
- 陈皮 紫菀 理气化痰
- 百部 — 止新久咳嗽 — 外感表邪已解而仍咳嗽不止
- 荆芥 — 疏风解表 — 苔薄白脉浮缓（微恶寒发热）

十八、消导剂

（一）消食化滞

保和丸 ★★
元代朱震亨《丹溪心法》

保和丸中用山楂,连翘莱菔陈苓夏;（茯半皮）
神曲糊丸麦汤服,亦可方中用麦芽;
大安丸内加白术,中消兼补效堪夸。

保和丸 —— 消食和胃 —— 食积证

- 麦芽 解米面之积
- 连翘 消热散结,去积滞之热 — 嗳腐
- 神曲 化酒食之积
- 山楂 消肉食之积 — 脘腹胀满 厌食
- 莱菔子 下气消食化痰
- 陈皮 行气和胃
- 半夏 燥湿健脾 化痰止呕 — 呕恶 泄泻 苔厚腻 脉滑
- 茯苓 利湿健脾 和中止泻

枳实导滞丸 ★★
金代李杲《内外伤辨惑论》

枳实导滞首大黄,芩连枳实曲苓帮;
白术泽泻蒸丸服,湿热积滞力能攘;
若还后重兼气滞,木香导滞加槟榔。

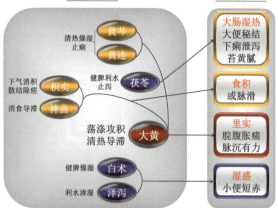

木香槟榔丸
金代张从正《儒门事亲》

木香槟榔青陈皮,莪术香附柏连齐;
大黄牵牛攻积热,泻痢实疟用咸宜。

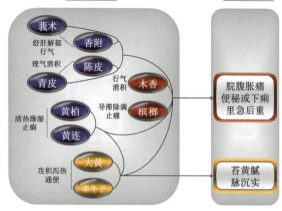

（二）健脾消食

健脾丸 ★★★
明代王肯堂《证治准绳》

健脾参术苓草陈，香砂药肉合黄连；
（人参 白术 茯苓 甘草 陈皮　木香 砂仁 山药 肉豆蔻）
神曲山楂麦芽炒，消补兼施脾运健。

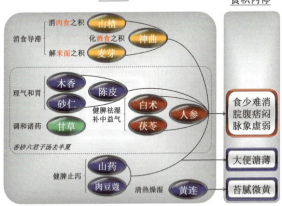

枳术丸
金代李杲
《脾胃论·引张洁古方》

枳术丸亦散兼补，荷叶烧饭上升奇；
（白术）
术二枳一培脾气，胸腹痞满服之除。

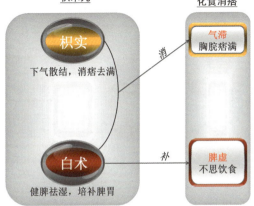

十九、驱虫剂

乌梅丸 ★★★
汉代张仲景《伤寒论》

乌梅丸用黄连柏,花椒细辛参当归;
桂枝附子及干姜,清上温下又安蛔。

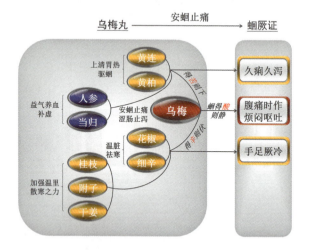

肥儿丸
宋代太医局
《太平惠民和剂局方》

肥儿丸内用使君,猪胆连曲麦芽榔;
豆蔻木香为丸下,虫疳食积便无妨。

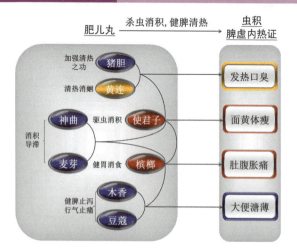

二十、痈疡剂

犀黄丸
清代王维德《外科全生集》

犀黄丸内用麝香，乳香没药黄米香；
乳岩横痃或瘰疬，正气未虚均可尝。

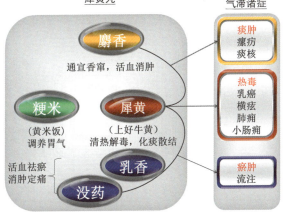

透脓散
明代陈实功《外科正宗》

透脓散治毒成脓，生芪山甲皂归芎；
（黄、当、川、角）
程氏又加银荗芷，更能速奏溃破功。

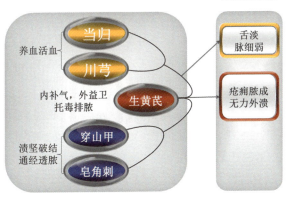

方剂索引

A

阿胶鸡子黄汤	084
安宫牛黄丸	061

B

八珍汤	045
八正散	091
白虎汤	019
白头翁汤	029
百合固金汤	088
败毒散	007
半夏白术天麻汤	102
半夏厚朴汤	066
半夏泻心汤	019
保和丸	103
贝母瓜蒌散	102
萆薢分清饮	097
补阳还五汤	072
补中益气汤	042

C

柴葛解肌汤	006
柴胡疏肝散	064
川芎茶调散	080
磁朱丸	053

D

达原饮	017
大补阴丸	049
大柴胡汤	016
大承气汤	009
大定风珠	084
大黄附子汤	011
大黄牡丹汤	010
大黄䗪虫丸	076
大建中汤	035
大秦艽汤	080
大青龙汤	002
大陷胸汤	010
当归补血汤	044
当归六黄汤	031
当归拈痛汤	092
当归四逆汤	037
导赤散	025
地黄饮子	052
定喘汤	070
独活寄生汤	098

E

二陈汤	099
二妙散	091

F

防风通圣散	039
防己黄芪汤	095
肥儿丸	106
复元活血汤	073

G

甘露消毒丹	093
甘麦大枣汤	055
葛根芩连汤	039
固冲汤	059
固经丸	060
瓜蒌薤白白酒汤	065
归脾汤	044
桂枝茯苓丸	075
桂枝汤	001

H

蒿芩清胆汤	016
厚朴温中汤	067
虎潜丸	049
槐花散	078
黄连阿胶汤	055

方剂索引

黄连解毒汤	022	龙胆泻肝汤	026	清燥救肺汤	086
黄龙汤	014			琼玉膏	089
黄芪桂枝五物汤	038	**M**			
黄土汤	079	麻黄附子细辛汤	008	**R**	
回阳救急汤	037	麻黄汤	001	人参养荣汤	046
活络效灵丹	076	麻杏甘石汤	005		
藿香正气丸	090	麻子仁丸	012	**S**	
		麦门冬汤	087	三仁汤	092
J		牡蛎散	056	三子养亲汤	101
济川煎	012	木香槟榔丸	104	桑菊饮	005
加减葳蕤汤	009			桑螵蛸散	058
加味香苏散	004	**N**		桑杏汤	085
健脾丸	105	内补黄芪汤	045	芍药汤	029
胶艾汤	079	牛蒡解肌汤	025	肾气丸	051
金铃子散	067	暖肝煎	069	升麻葛根汤	006
金锁固精丸	058			生化汤	074
九味羌活汤	003	**P**		生脉散	047
九仙散	056	平胃散	089	参苓白术散	041
橘核丸	068	普济消毒饮	022	参苏饮	007
橘皮竹茹汤	071			失笑散	075
		Q		十灰散	077
K		七厘散	073	十全大补汤	046
咳血方	077	牵正散	081	十枣汤	013
		羌活胜湿汤	098	石膏汤	040
L		秦艽鳖甲散	031	石斛夜光丸	050
理中丸	034	青蒿鳖甲汤	030	实脾饮	097
连朴饮	093	清骨散	030	四君子汤	041
凉膈散	023	清络饮	033	四妙勇安汤	024
苓甘五味姜辛汤	101	清气化痰丸	100	四逆散	017
苓桂术甘汤	096	清暑益气汤	033	四逆汤	036
羚角钩藤汤	082	清胃散	028	四神丸	057
六味地黄丸	048	清瘟败毒饮	021	四物汤	043
六一散	034	清营汤	020	苏合香丸	063

苏子降气汤	069	小柴胡汤	015	镇肝熄风汤	083
酸枣仁汤	054	小活络丹	081	正柴胡饮	003
缩泉丸	059	小蓟饮子	078	止嗽散	103
		小建中汤	035	枳实导滞丸	104
T		小青龙汤	002	枳实消痞丸	066
泰山磐石散	047	小陷胸汤	100	枳实薤白桂枝汤	065
桃核承气汤	071	泻白散	027	枳术丸	105
天麻钩藤饮	083	新加黄龙汤	015	至宝丹	062
天台乌药散	068	新加香薷饮	032	炙甘草汤	052
天王补心丹	054	杏苏散	085	舟车丸	013
痛泻要方	018	旋覆代赭汤	070	朱砂安神丸	053
透脓散	107	血府逐瘀汤	072	猪苓汤	094
				竹叶石膏汤	020
W		**Y**		紫金锭	063
完带汤	042	阳和汤	038	紫雪丹	062
苇茎汤	027	养阴清肺汤	087	左归丸	048
温胆汤	099	一贯煎	050	左金丸	026
温经汤	074	易黄汤	060		
温脾汤	011	茵陈蒿汤	090		
乌梅丸	106	银翘散	004		
吴茱萸汤	036	右归丸	051		
五积散	040	玉女煎	028		
五苓散	094	玉屏风散	043		
五皮饮	095	玉液汤	088		
五味消毒饮	024	越鞠丸	064		
X		**Z**			
犀黄丸	107	再造散	008		
犀角地黄汤	021	增液承气汤	014		
仙方活命饮	023	增液汤	086		
香薷散	032	真人养脏汤	057		
逍遥散	018	真武汤	096		
消风散	082	震灵丹	061		